U0349930

间皮瘤外科病理
新进展
Advances in Surgical Pathology
Mesothelioma

主　编　**Richard L. Attanoos**

Timothy C. Allen

主　译　余英豪　刘　伟

译(校)者(按姓氏笔画排序)

丁　然　中国人民解放军第三零九医院病理科

王　丽　福建省人民医院病理科

叶显宗　中国人民解放军福州总医院病理科

刘　伟　中国人民解放军福州总医院病理科

李慧明　江西省萍乡市人民医院病理科

余英豪　中国人民解放军福州总医院病理科

陈　瑚　福建医科大学附属协和医院病理科

姚梅宏　福建医科大学附属协和医院病理科

黄　倩　中国人民解放军福州总医院肿瘤科

人民卫生出版社

Richard L. Attanoos，etc：Advances in Surgical Pathology：Mesothelioma，ISBN：978-1-60831-618-2

图书在版编目(CIP)数据

间皮瘤外科病理新进展/(英)理查德·L·阿塔诺斯(Richard L. Attanoos)主编；余英豪，刘伟主译. —北京：人民卫生出版社，2017
ISBN 978-7-117-24509-8

Ⅰ.①间… Ⅱ.①理… ②余… ③刘… Ⅲ.①间皮瘤-病理学 Ⅳ.①R730.262

中国版本图书馆 CIP 数据核字(2017)第 100105 号

人卫智网	www.ipmph.com	医学教育、学术、考试、健康，购书智慧智能综合服务平台
人卫官网	www.pmph.com	人卫官方资讯发布平台

版权所有,侵权必究!

间皮瘤外科病理新进展

主　译：余英豪　刘　伟
出版发行：人民卫生出版社(中继线 010-59780011)
地　　址：北京市朝阳区潘家园南里 19 号
邮　　编：100021
E - mail：pmph @ pmph.com
购书热线：010-59787592　010-59787584　010-65264830
印　　刷：北京画中画印刷有限公司
经　　销：新华书店
开　　本：710×1000　1/16　印张：13
字　　数：270 千字
版　　次：2017 年 6 月第 1 版　2017 年 6 月第 1 版第 1 次印刷
标准书号：ISBN 978-7-117-24509-8/R · 24510
定　　价：99.00 元

打击盗版举报电话：010-59787491　E -mail：WQ @ pmph.com
（凡属印装质量问题请与本社市场营销中心联系退换）

系列丛书简介

当今,临床医师对病理医师的期望值越来越高,这与数年前已大不相同。除了病理学自身理论知识和新技术的快速发展外,近年来还出现了对传统病理学实践有重大影响的一些新趋势,如更加专业的多学科治疗模式,以分子靶向为代表的个体化治疗,以及新的影像学技术,如显微内镜技术、分子影像学技术及多模态诊疗影像技术等。因此,病理医师要想更好地承担患者治疗组成员的角色,不仅要掌握传统的病理学的知识,同时更要懂得最新的技术方法,如分子检测等。此外,经培训合格后的病理医师还要参加很多资格认证考试,这些都要求他们不断掌握病理学的最新进展。

在这套关于"外科病理新进展"的系列丛书中,每一分册都聚焦于病理学的一个特定主题,涉及理论知识、技术操作以及病理学和临床医学发展趋势等的最新进展。每一本书都附有一个完全在线版的文本和图片库。该系列丛书不仅有助于病理医师了解学科的最新进展,而且还强调了这些不断推陈出新的病理学技术操作在 21 世纪中的新应用。作为更专业化的多学科治疗组中的成员,病理医师应该不断学习,懂得怎样应用新的病理理论来协助制订患者个体化的治疗方案。

系列丛书的每一册内容都大致分成以下部分:①概述——疾病概况,包括流行病学等的最新进展,使病理医师对该疾病有了总体认识,为后面特定章节的叙述打下基础。②组织病理学——介绍组织病理学特征特别是需要及时更新的内容,如近期关于病理学分类的具体描述和修订等。本书所附的组织病理图片能帮助病理医师很好地理解和认识这些修订。③影像学——概述影像学技术对组织病理诊断及其病理学技术操作的作用,如应用敏感性更高的高分辨率 CT 进行肺间质性疾病的诊断,应用多模态诊疗技术而非传统的组织病理学方法进行肺癌的诊断和治疗,同时强调进行影像学图像和病理图像的相互对照。④分子病理学——综述并介绍特异性分子病理学的最新进展,以帮助临床对特定疾病进行分子诊断和分子靶向治疗。如通过鉴定特异的融合基因来诊断滑膜肉瘤,通过检测肺腺癌中特异性 EGFR 突变并采用相应的 EGFR 拮抗剂进行肺癌的靶向治疗。⑤在涉及癌症(肺癌、乳腺癌、前列腺癌、结肠癌等)的分册中增加了癌前病变和浸润前病变章节,这些章节都侧重展示了组织病理图像和分期,特别强调了新的分期系统,并对分期中的具体问题进行了说明。

毫无疑问,这套丛书不仅会对病理医师在现代背景下的日常医疗工作提供重要帮助,而且还能为针对患者治疗和临床医师的沟通交流奠定基础。系列丛书所提供的最新知识,对病理医师参加日常医疗实践、资格认证和考核而言也都是不可缺少的。因此,本系列丛书对于不同层次的病理医师来说都是一套非常有益的资料,能够帮助他们掌握本专业的最新知识、获得资格认证、进行团队培训等,就后者而言,该丛书还可作为病理学科培训的重要教科书。

编者名录

Timothy Craig Allen, MD, JD
Professor of Pathology
Chairman, Department of Pathology
The University of Texas Health Science Center at Tyler
Tyler, Texas

Richard L. Attanoos, MBBS, FRCPath
Consultant Pathologist
Department of Pathology
University Hospital Llandough
APC (Pathology) Ltd
Cardiff, Wales, United Kingdom

Alain C. Borczuk, MD
Professor of Clinical Pathology
Columbia University Medical Center
New York, New York

Allen R. Gibbs, MBChB, FRCPath
Consultant Pathologist
Department of Cellular Pathology
University Hospital Llandough
Penarth, United Kingdom

Jason Lester, MRCP, FRCR
Consultant Oncologist
Velindre Cancer Centre
Cardiff, Wales, United Kingdom

前　言

　　弥漫性恶性间皮瘤罕见，而酷似弥漫性恶性间皮瘤的原发及转移性肿瘤累及浆膜比真正的弥漫性恶性间皮瘤要常见得多。此外，弥漫性恶性间皮瘤的多种组织学表现不仅酷似其他原发或转移性肿瘤，而且与普通的浆膜表面反应性增生非常相似。因此，弥漫性恶性间皮瘤的诊断不宜过于直截了当。

　　此外，几乎所有弥漫性恶性间皮瘤患者的预后均欠佳，而且目前尚缺乏有效的治疗手段，因此一旦弥漫性恶性间皮瘤的诊断确立，势必带来巨大的预后压力。法律问题增加了另一层面的复杂性，即只要临床上考虑到弥漫性恶性间皮瘤的诊断，且不说病理结果如何，法律问题就会出现。而且，恰恰这些法律问题可能有意或无意地影响病理医师的诊断过程。

　　即使弥漫性恶性间皮瘤的发病率和死亡率不再增加，我们仍然迫切期待那些能够使癌症患者(如乳腺癌和肺癌)获益的分子疗法也能够使弥漫性恶性间皮瘤患者受益。为此，研究人员正专注于石棉引起的弥漫性恶性间皮瘤的分子机制研究，以期确定分子诊断、预后和治疗的生物标志物，据此建立新的、有前景的治疗策略。

　　同时，除了弥漫性恶性间皮瘤外，还有其他一些更为罕见的间皮瘤，尚未被证实与石棉接触有关，其预后和治疗方法不同。这些间皮瘤的准确诊断同样十分重要。

　　本书主要论述间皮瘤的诊断及围绕弥漫性恶性间皮瘤展开的相关分子研究工作进展。旨在帮助病理医师做好弥漫性恶性间皮瘤和其他类型间皮瘤的诊断，以及与更常见的酷似弥漫性恶性间皮瘤的病变、特别是反应性间皮增生和纤维性胸膜炎的鉴别诊断。

　　编者由衷地感谢我们的前辈和同事，他们在间皮瘤方面丰富的专业知识为我们对这一灾难性疾病的理解添色许多。

Richard L. Attanoos，MBBS，FPCPath

Timothy Craig Allen，MD，JD

目 录

第一部分 流行病学、临床与影像学特征

第二部分 组织病理学

第三部分 分 子 特 征

第一部分

流行病学、临床与影像学特征

第1章 间皮瘤的诊断

▶ Timothy Craig Allen

▶ Richard L. Attanoos

间皮瘤的诊断可能是病理医师在诊断中面临的最大挑战。间皮瘤非常罕见,一些病理医师甚至在整个职业生涯中对间皮瘤的诊断都不得要领。同时间皮瘤又是一种具有多种组织学特征的肿瘤,这些特征与大量的肿瘤性及非肿瘤性病变极为相似。石棉相关间皮瘤的诊断与患者最初接触石棉的时间常相隔久远,甚至可长达几十年,这使得诊断更为困难。此外,弥漫性恶性间皮瘤预后很差,误诊必然导致灾难性的结局。再则,间皮瘤的诊断,哪怕仅仅是提示性的诊断,几乎都难免进入法律诉讼。

众所周知,弥漫性恶性间皮瘤预后颇为悲观。确诊后存活＞2年的病例为数不多,多数患者存活时间甚至＜1年。传统治疗方法,如手术、化疗和放疗,疗效都是有限的,充其量只能让患者多活几个月而已。然而,近年来分子诊断和分子治疗手段的出现,甚至给其他癌症,诸如乳腺癌和肺癌的诊断和治疗带来革命性的改变。但弥漫性恶性间皮瘤患者尚未从分子医学的变革中获益。

尽管肺部病理学的专家,如国际间皮瘤专家组的专家曾认定,极个例弥漫性恶性间皮瘤的长期幸存者,但几乎所有弥漫性恶性间皮瘤的"长期幸存者"均为误诊病例。诊断的准确性、治疗的合理性、合法性和资料的完整性,对弥漫性恶性间皮瘤的准确诊断至关重要。本书旨在强化、教导和阐明与弥漫性恶性间皮瘤以及其他类型间皮瘤诊断相关的重要问题,同时介绍弥漫性恶性间皮瘤分子基础的相关研究现状及其进展。

（丁然 译，余英豪 校）

第2章 WHO 分类

▶ Richard L. Attanoos

　　浆膜组织是罹患多种肿瘤及其肿瘤样病变的部位,其中最重要的当属弥漫性恶性间皮瘤。由于间皮瘤的发生与石棉密切相关,使其成为世界范围内最重要的职业性肿瘤。然而,关于弥漫性恶性间皮瘤与石棉的关系还存在许多悬而未决的争议。

　　原发性浆膜肿瘤依据解剖学部位(胸膜或腹膜)进行分类,但这种分类系统尚不理想。其中许多病变的术语多年来在不断改变,一些不同浆膜部位的对应病变业已被认识,但明显的病名差异仍然存在,这就阻碍了公认而恰当的浆膜肿瘤分类系统的产生。浆膜肿瘤亦有依据其可能的组织发生细胞起源进行分类:如间皮、间皮下间质以及未确定细胞起源(未定型干细胞)等。在每一种类别中,都存在从良性到恶性生物学行为的肿瘤。WHO曾公布了胸膜[1]和腹膜[2]肿瘤分类系统。

浆膜肿瘤 WHO 组织学分类:特定部位的差异性

间皮肿瘤

弥漫性恶性间皮瘤

　　弥漫性恶性间皮瘤是浆膜来源最常见的原发性恶性肿瘤。大部分病例发生在胸膜,10%～20%发生在腹膜,约1%发生在睾丸鞘膜、卵巢和心包膜。2004版WHO肺和胸膜肿瘤分类归纳了4种弥漫性恶性间皮瘤的主要组织学亚型:上皮样型、双相型、肉瘤样型和促纤维增生型(图2-1～图2-4)。形态学上可以为单纯上皮样型和单纯肉瘤样型,也可以为两种形态结合呈双相型(混合型)肿瘤。不同亚型肿瘤的细胞学、核异型性和核分裂象可以出现很大差别。所有浆膜部位的弥漫性恶性间皮瘤最常见的形态学表现为管状乳头状成分的单纯上皮样亚型,然而,弥漫性恶性间皮瘤的组织学表现千变万化,这就决定了组织学亚型的多样性。

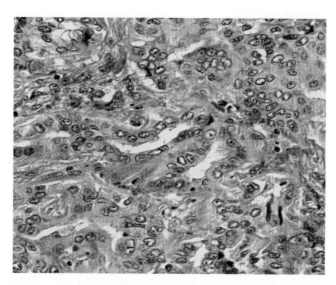

图 2-1   上皮样型弥漫性恶性间皮瘤,形态学呈管状结构,酷似腺癌

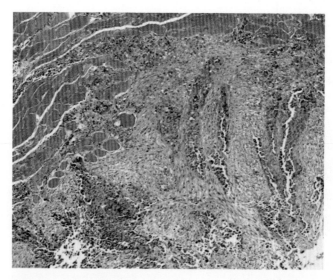

图 2-2   双相型弥漫性恶性间皮瘤,包含上皮样成分和肉瘤样成分,肿瘤浸润骨骼肌

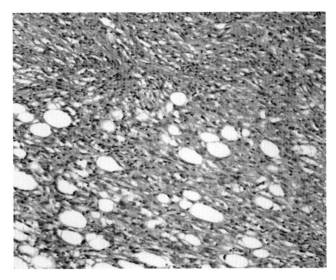

图 2-3　肉瘤样型弥漫性恶性间皮瘤，肿瘤浸润胸壁脂肪组织

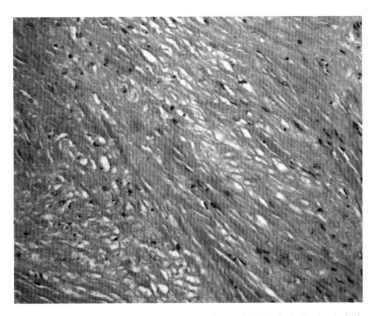

图 2-4　促纤维增生型弥漫性恶性间皮瘤，致密纤维化背景，细胞成分很少

　　将促纤维增生型弥漫性恶性间皮瘤作为独立的组织学亚型尚有争议,因其最可能是肉瘤样型弥漫性恶性间皮瘤的变异亚型。诊断促纤维增生型弥漫性恶性间皮瘤要求寡细胞性的致密胶原化间质成分>50%,核异型细胞散在分布。大多数促纤维增生型弥漫性恶性间皮瘤可见典型的肉瘤样型弥漫性恶性间皮瘤的区域,偶尔可见少量的双相型或上皮样型肿瘤成分。大部分促纤维增生型弥漫性恶性间皮瘤见于胸膜,而原发于腹膜的促纤维增生型弥漫性恶性间皮瘤十分罕见。目前,促纤维增生型肿瘤被普遍认为是肉瘤样型弥漫性恶性间皮瘤的一个亚型。如果只是考虑到促纤维增生型弥漫性恶性间皮瘤预后极差,并且很容易将其误诊为慢性纤维性胸膜炎(图 2-5)来作为其独立亚型的理由,似乎就没有必要继续保留这一亚型分类。

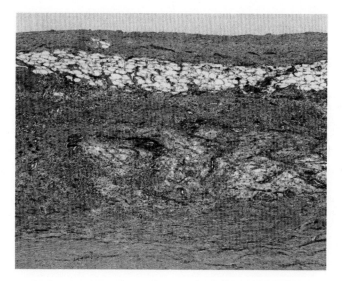

图 2-5 纤维性胸膜炎,酷似肉瘤样型弥漫性恶性间皮瘤

　　大部分腹膜弥漫性恶性间皮瘤为上皮样亚型,发生在腹膜的单纯肉瘤样亚型要比发生在胸膜少见的多。这可能确实代表了特定部位的差异性,或只是由于抽样误差造成。因为与胸膜部位的间皮瘤相比,原发性腹膜间皮瘤更少采用根治性手术。

高分化乳头状间皮瘤

　　高分化乳头状间皮瘤多发生于女性盆腔腹膜,但亦有少数发生于胸膜(图 2-6)。识别这种肿瘤并与弥漫性恶性间皮瘤相鉴别非常重要,因为高分化乳头状间皮瘤尚未发现与石棉有关。必须强调的是,尚没有对应的"低分化"乳头状间皮瘤,因为低分化肿瘤很容易被诊断并与弥漫性恶性间皮瘤相鉴别。

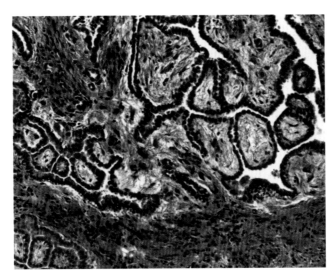

图 2-6　高分化乳头状间皮瘤

囊性间皮瘤

囊性间皮瘤（cystic mesothelioma），又称多囊性间皮瘤，出现于 2003 版 WHO 腹膜肿瘤分类中，但 2004 版 WHO 胸膜肿瘤分类中未再出现这一名称（图 2-7）。绝大部分囊性间皮瘤发生在女性腹膜，但发生在胸膜的对应病变确实存在。关于这类病变到底属于真性肿瘤还是炎症后的瘤样病变尚存在争议。

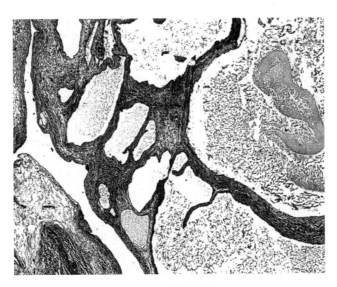

图 2-7　囊性间皮瘤

腺瘤样瘤

腺瘤样瘤(adenomatoid tumor),过去曾被含糊称为"良性间皮瘤",通常见于胸膜或生殖道器官(图 2-8),必须严格按诊断标准进行诊断。腺瘤样瘤通常很小,且不容易被发现,形态特殊。曾有报道发生在腹膜的极少数病例表现为腺瘤样瘤、囊性间皮瘤和高分化乳头状间皮瘤成分混合存在,提示病因学来源可能相似,均与石棉无关。

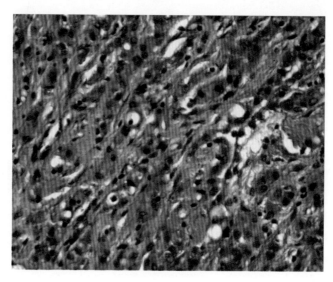

图 2-8   腺瘤样瘤

间皮下间质肿瘤

间皮下组织存在向上皮样细胞和间质梭形细胞分化的不同潜能。各种发生在胸膜、腹膜和心包膜的间质肿瘤都有过报道。孤立性纤维性肿瘤(良性及恶性)、(上皮样)血管肉瘤和滑膜肉瘤亦有很好的描述。所报道的不同浆膜部位的钙化性纤维性肿瘤、炎性肌纤维母细胞瘤和韧带样肿瘤(纤维瘤病)并未全部被归入到现有的分类系统中(图 2-9、图 2-10)。这可能很好地反映了这些个体病变始终存在组织发生或肿瘤性质的不确定性。所谓的大网膜肠系膜黏液性错构瘤可能与某些炎性肌纤维母细胞肿瘤属于同一类肿瘤,具有独特的临床病理特征。

发生在儿童的浆膜肿瘤多为胸肺部原始神经外胚层肿瘤(Askin 瘤);胸膜肺母细胞瘤罕见,但有发生在胸膜的报道。促纤维增生性小圆细胞肿瘤都包含在 WHO 2004 版胸膜肿瘤和 2003 版腹膜肿瘤分类中,有发生于腹部、盆腔、胸膜和睾丸旁区的报道(图 2-11)。

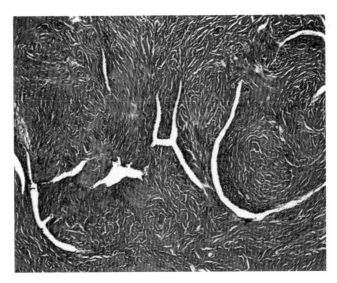

图 2-9　胸膜孤立性纤维性肿瘤

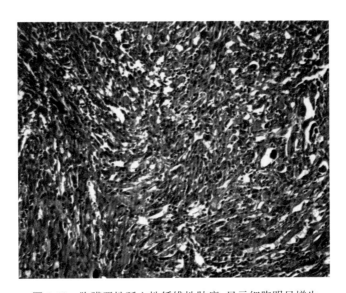

图 2-10　胸膜恶性孤立性纤维性肿瘤，显示细胞明显增生

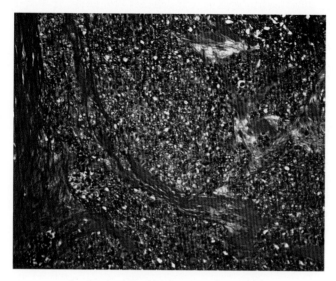

图 2-11　促纤维增生性小圆细胞肿瘤

腹膜存在多种可能来自浆膜下间质细胞终末分化的化生性病变,如腹膜播散性平滑肌瘤病(leiomyomatosis peritonealis disseminata)、腹膜神经胶质瘤病(gliomatosis peritonei)、网膜蜕膜病(omental deciduosis)、骨和软骨化生等。因为这些病变属于化生性来源,将其归为肿瘤分类系统尚存在争议。尽管如此,已经充分认识到腹膜播散性平滑肌瘤病可与腹膜转移性恶性肿瘤相混淆,并与平滑肌瘤、子宫内膜异位、妊娠和口服避孕药使用有关。

腹膜原发性上皮肿瘤

胚胎学研究显示,腹膜和 Mullerian 管衍生物来自共同的体腔上皮。因此,在女性盆腔腹膜发生的原发性上皮病变,形态学与正常女性生殖器官上皮成分或上皮性肿瘤极为相似。

文献记载,原发性腹膜 Mullerian 肿瘤包含一组肿瘤谱系。大家最为熟悉的要数腹膜原发浆液性癌和交界性浆液性肿瘤。这些肿瘤形态与卵巢的对应肿瘤相似。大部分浆液性癌为高级别肿瘤,表现为复杂的多样性乳头、腺样和实性结构,细胞异型性明显,核分裂象多,常见砂粒体。这些肿瘤的生物学行为与Ⅲ期的卵巢浆液性癌相似或者更加恶性。

腹膜浆液性交界性肿瘤亦与卵巢浆液性交界性肿瘤相似。只有在确定卵巢未受累或仅有微小的表面累及后才能做出腹膜原发浆液性交界性肿瘤的诊断。腹膜原发浆液性交界性肿瘤细胞呈复层、簇状、细胞簇相分离,细胞轻中度异型,可见核分裂象,无间质浸润。这些肿瘤可来源于子宫内膜异位灶,因此,其子宫内膜异位灶可出现于大部分病例中。患者通常预后良好,与卵巢浆液性交界性肿瘤及非侵袭性腹膜种植的患者相似。

在胸膜,尚未发现对应的原发性上皮肿瘤。相反,却存在多种所谓的假间皮瘤样肿瘤,这些肿瘤大多为原发性肺周围型腺癌浆膜直接浸润和弥漫转移产生(图 2-12、图 2-13)。

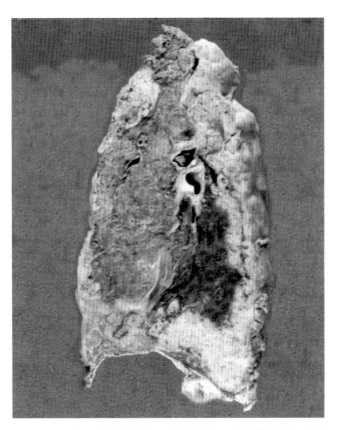

图 2-12　肺假间皮瘤样腺癌的大体图像,呈弥漫性恶性间皮瘤果壳样播散特征

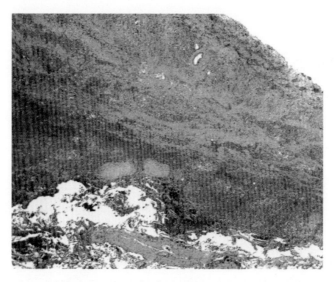

图 2-13　肺假间皮瘤样腺癌，显示胸膜和胸膜下肿瘤，形态学酷似弥漫性恶性间皮瘤

（李慧明　译，余英豪　校）

参考文献

1. Travis WD, Brambilla E, Muller-Hermelink HW, et al. *Pathology and Genetics of Tumors of the Lungs, Pleura, Mediastinum and Heart.* Lyon, France: WHO IARC; 2004.
2. Tavassoli FA, Devilee P. *Pathology and Genetics of Tumours of the Breast and Female Genital Organs.* Lyon, France: WHO IARC; 2003.

第3章 分期

▶ Jason Lester

长期以来,弥漫性恶性间皮瘤因缺乏一致的分期系统而给临床实践及科学研究都带来了很大影响[1],要想比较不同研究和不同医疗中心之间的结果是非常困难的,这在很大程度上影响了胸膜弥漫性恶性间皮瘤患者的医学管理。最早被广泛接受的胸膜弥漫性恶性间皮瘤正式的分期系统由 Butchart 等提出[2],系将肿瘤分为四期。但 Butchart 分期系统仅仅依据 29 例胸膜外肺切除术患者的资料总结而成。一些文献显示 Butchart 分期系统与患者生存率密切相关,而另一些则不然[3,4],提出 Butchart 分期系统是在 CT 扫描投入使用之前,因此对肿瘤的术前评估是很有限的。由于所有患者最终病理分期均为 Ⅰ 期或 Ⅱ 期,显而易见,该系统的预后作用有限。

在随后的 20 年里出现了一些对 Butchart 系统的修订建议,但大多与 Butchart 系统一样存在局限性,结果亦无一被普遍接受及应用[5,6]。1997 年,国际间皮瘤协作组(International Mesothelioma Interest Group,IMIG)成立,IMIG 公布了一个由部分协作组成员早些年提出的分期系统[7],希望得以普遍接受及应用。该分期系统最终被美国抗癌联合会(AJCC)和国际抗癌联盟(UICC)采纳,并分别发布于 AJCC 第 6 版和 UICC 第 7 版的肿瘤分期手册中[8,9]。

UICC/AJCC 分期系统反映了该肿瘤潜在的可切除性。T_{1a} 期肿瘤仅累及壁层胸膜,通过胸膜切除术-剥脱术即可完整切除肉眼可见的肿瘤。若肿瘤累及脏层胸膜(T_{1b}/T_2),单纯胸膜切除术-剥脱术则无法完整切除肿瘤,需施行胸膜外肺切除术。T_3 期肿瘤为局部晚期肿瘤,但从技术上讲仍可通过胸膜外肺切除术切除。T_4 肿瘤表现为局部广泛浸润,无法切除(图 3-1～图 3-3)。

胸膜的淋巴引流比较复杂。胸膜弥漫性恶性间皮瘤原发于壁层胸膜和膈胸膜,因此,胸膜外 N_2 站淋巴结才是淋巴引流的第 1 站,而胸膜内 N_1 站淋巴结反倒不是。这使得分期分组的判断变得比较困难。因为 N_1 和 N_2 之间的预后差别尚不确定,因此目前的胸膜弥漫性恶性间皮瘤分期系统将 N_1 和 N_2 一起归入 Ⅲ 期。文献中报道的外科手术结果有些矛盾:Sugarbaker 等[10]报道 N_2 阴性患者较 N_2 阳性患者的生存期

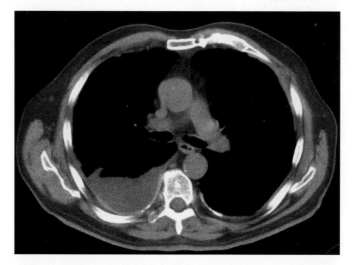

图 3-1 T₁期病变。轴位 CT 扫描显示右侧胸廓后方胸膜轻度增厚,伴右侧胸腔中度积液,但不影响分期

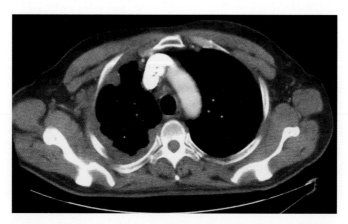

图 3-2 T₂期病变。轴位 CT 扫描显示右侧胸廓融合性脏胸膜增厚

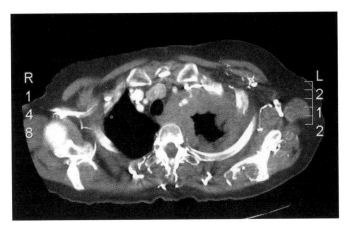

图 3-3　T₄期病变。轴位 CT 扫描显示左侧胸膜不规则增厚伴左头臂静脉完全闭塞及纵隔侵犯。注意：由于左头臂静脉闭塞，当从左手臂注入造影剂后，造影剂进入侧支血管

明显为短。Allen 等[11]则报道两组之间生存期无明显差别。由此可见，只有获得更多可用的临床数据，淋巴结状态对预后的影响才会变得更加清晰，这对 UICC/AJCC 分期系统的修订是非常必要的。

　　M 期代表是否存在远处转移。转移播散通常发生在疾病晚期，但胸膜弥漫性恶性间皮瘤患者死亡后的尸检结果显示，超过半数的患者存在远处转移[3]。有些中心对局部可手术切除的患者采用细胞减瘤手术作为多学科治疗的一部分，因此在患者行外科大手术治疗之前尽力排除远处转移十分重要。

胸膜弥漫性恶性间皮瘤的分期研究

CT 扫描

　　20 世纪 90 年代初期多排（或多头）CT 扫描正式投入使用，以及随后 CT 扫描技术的发展极大提高了影像学诊断的速度和准确性[12]。虽然磁共振成像（MRI）能为患者的 T 分期提供更多的信息，但大部分中心仍以 CT 扫描作为评估病变分期的主要影像学检查方式。一项前瞻性的研究显示，65 例患者在手术切除前行 CT 和 MRI 检查，MRI 在确定膈肌浸润、胸内筋膜浸润及胸壁孤立性可切除病灶的胸壁浸润上效果更佳[13]。采用 CT 评估淋巴结状态效果欠佳，因为淋巴结大小与肿瘤累犯关系不大。尽管 CT 检查有其局限性，但与其他影像学方法相比，其有效性、报告速度及检查费用相对较低等特点，决定了 CT 检查在胸膜弥漫性恶性间皮瘤的分期中仍然占有重要地位（图 3-4）。

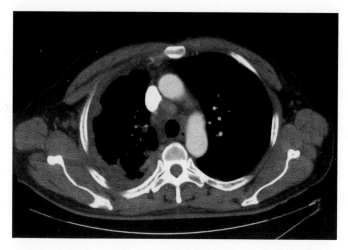

图 3-4   轴位增强 CT 扫描显示右胸腔结节状环形胸膜病变伴纵隔恶性结节性病变,位于气管前和气管旁区

磁共振成像

有创手术仅适用于早期病变患者。由于组织自身的对比特性,MRI 能够有效评估早期患者的肿瘤浸润情况[14]。Heelan 等[13]的一项前瞻性研究纳入 65 例患者,外科手术前(不包括经皮细针穿刺活检)通过增强 CT 以及 MRI 平扫进行肿瘤分期和(或)切除肿瘤评价。结果发现,与 CT 相比,MRI 在确定膈肌浸润(82%:55%)、胸内筋膜浸润或孤立性胸壁可切除病灶的胸壁浸润(69%:46%)方面准确性要高。Entwisle 等对英国 Glenfield 医院胸膜弥漫性恶性间皮瘤患者的增强 MRI 结果进行了报道[14],根据 CT 报告确定 49 例患者肿瘤为可切除病变,但增强 MRI 却发现其中 17 例患者肿瘤为不可切除病变。与 Heelan 等的研究结论,即增强 CT 与 MRI 平扫对于肿瘤可切除性的预测相一致明显不同[13,14]。Entwisle 等认为,在肿瘤可切除性的预测方面增强 MRI 较平扫 MRI 更为准确。适合外科手术切除治疗的胸膜弥漫性恶性间皮瘤患者的比例较小,如果单用 CT 扫描进行可切除性评估,会有>25%的患者手术前分期被低估[15]。因此,如果对肿瘤可切除性的 CT 评估结果有疑问,进行 MRI 检查将有助于避免不必要的开胸手术。

正电子发射计算机断层扫描(PET-CT)

技术的迅速发展使得 PET-CT 的应用越来越广泛,并被用于胸膜弥漫性恶性间皮瘤的研究。尽管支持 PET-CT 应用的数据有限,但已证明 FDG-PET 具有很高的敏感性和特异性,能准确鉴别胸膜的良恶性病变[16]。但 PET-CT 对原发肿瘤浸润与邻近淋巴结转移的鉴别尚有一定困难[17,18],而且在胸膜弥漫性恶性间皮瘤 T 分期上,PET-CT 是否比 CT 扫描或 MRI 更具优势尚不清楚。PET-CT 对远处转移的检测可能最为有用,这尤其适用于需要多学科综合治疗的患者。有证据表明 PET-CT 检查对转移性病变的判断要比单用 CT 扫描更为有效,但该报道的局限性是病例数较少[19]。尽管 PET-CT 给胸膜弥漫性恶性间皮瘤的研究带来了明显进步,但仍有一定的局限性。即一些微小病变不易被发现(假阴性),而一些良性炎症性或感染性病变可能出现假阳性。因此,PET-CT 所见必须结合其他影像学检查、临床病史等加以判断,如果患者拟行外科手术治疗,则应尽可能对氟代脱氧葡萄糖(FDG)浓聚结节进行组织学确认。PET-CT 在胸膜弥漫性恶性间皮瘤分期上的确切作用还有待进一步研究。

纵隔镜检查术

已经证明纵隔镜检查对胸膜弥漫性恶性间皮瘤的分期具有一定作用。Schouwink 等[20]对 43 例单侧肿瘤拟行手术患者进行胸部 CT 扫描和经颈部纵隔镜检查,并将 CT 扫描和纵隔镜检查结果与开胸术后最终的组织病理学结果进行比较。如果未行开胸术,则将 CT 扫描结果与纵隔镜检查结果相比较。结果发现 CT 扫描结果与纵隔镜检查结果的相关性很差,CT 扫描显示 17/43 例(39%)患者存在病理性淋巴结增大,而这些患者纵隔镜检查仅 11 例患者组织病理学证实有淋巴结转移。纵隔镜发现 6 例有淋巴结转移的患者,其 CT 扫描未提示有淋巴结肿大,另有 3 例纵隔镜检查阴性患者开胸术后发现有淋巴结转移。Rice 等[21]对 85 例术前经纵隔镜或支气管内超声(endobronchial ultrasound,EBUS)分期的胸膜弥漫性恶性间皮瘤患者进行了报道。其中 38 例纵隔镜阴性的患者行开胸手术,术后发现 18 例患者有淋巴结转移,其纵隔镜的敏感性和阴性预测值分别为 28% 和 49%。尽管纵隔镜对胸膜弥漫性恶性间皮瘤患者纵隔淋巴结转移的检出有一定作用,但其敏感性和特异性尚无大宗的前瞻性研究证明,因此纵隔镜对于肿瘤分期的准确性尚不明确。

视频辅助下的胸腔镜手术

视频辅助下的胸腔镜手术对胸膜弥漫性恶性间皮瘤的诊断是一种有效的手段,不但能通过确认组织学亚型来决定治疗方式,而且对于准确区分伴或不伴脏胸膜累犯的 T_{1a} 期和 T_{1b} 期肿瘤也十分有帮助。

腔内超声

对弥漫性恶性间皮瘤患者进行准确的纵隔淋巴结分期是很困难的。前面提及的 CT 扫描、PET-CT 和 MRI 对于检测纵隔淋巴结转移的敏感性相对较低,同时纵隔镜的分期作用亦不理想。已证实了 EBUS 和食管内镜超声(esophageal endoscopic ultrasound,EUS)对肺癌淋巴结的评估具有很高的准确性并被常规用于辅助肺癌分期[22,23]。

Rice 等[24]对 EBUS 和 EUS 在胸膜弥漫性恶性间皮瘤分期中的作用进行回顾性

研究。共 85 例拟行根治性外科手术的患者,采用纵隔镜和(或)EBUS/EUS 进行术前分期。38 例行 EBUS 的患者,术后发现 13 例(34%)患者有淋巴结转移,22 例 EBUS 阴性患者外科手术后淋巴结病理证实 10 例为假阴性。EBUS 的敏感性和阴性预测值分别为 59% 和 57%。

Tournoy 等[25] 报告了 32 例经内镜超声加任意肿大淋巴结细针抽吸(EUS-FNA)证实为胸膜弥漫性恶性间皮瘤病例的前瞻性研究结果,总的有 25 例患者进行了 FNA,27 例患者行纵隔镜检查。11 例行 EUS-FNA 或纵隔镜检查阴性患者因病情恶化,无法通过手术获取淋巴结标本来确认检查结果。21 例患者淋巴结病理阳性:4 例 EUS-FNA 细胞学阳性患者未行手术治疗。17 例(81%)患者行开胸术及淋巴结清扫,其中 1 例(6%)患者有纵隔淋巴结受累。总的淋巴结转移率为 24%,EUS-FNA 的敏感度为 80%,特异度为 100%。有两项研究都发现 EBUS 和 EUS 在检测淋巴结转移方面,较纵隔镜或其他影像学方法敏感性更高,提示在胸膜弥漫性恶性间皮瘤患者纵隔分期上 EUS 和(或)EBUS 可能更为有效。然而,这两项研究的病例数均有限,因此 EBUS 和 EUS 在胸膜弥漫性恶性间皮瘤纵隔分期中的作用还有待大宗病例研究证实。

腹腔镜检查

如果肿瘤经横膈直接蔓延到腹腔,目前的影像学检查方法尚无法判断肿瘤是否无法切除。Conlon 等[26] 进行了一项小宗病例的前瞻性研究,观察在 CT 扫描显示不清时采用腹腔镜检查能否检出经横膈蔓延的肿瘤。36 例 CT 检查显示膈肌浸润情况不明拟行手术切除的患者,12 例通过腹腔镜行膈肌和腹膜活检,结果 6 例活检证实肿瘤经横膈蔓延或腹膜转移,其余 6 例后来进行了开胸手术,均未发现肿瘤经横膈扩散。Rice 等评估了胸膜弥漫性恶性间皮瘤外科分期的作用,他们对 118 例临床和影像学认为可手术切除的患者进行了外科分期[27]。其中 109 例患者进行了腹腔镜检查,78 例患者进行了腹腔灌洗。10 例(9.2%)患者肉眼可见肿瘤经横膈或腹膜转移。2 例(2.6%)患者腹腔灌洗液阳性,但均未见明显的肿瘤经横膈累犯迹象。腹腔镜检查可以判定胸膜弥漫性恶性间皮瘤患者肿瘤经横膈累犯情况,但腹腔镜方法是否比 MRI 和(或)PET-CT 更具优势目前还不清楚,后两种方法同样适用于肿瘤经横膈累犯的评价。

预后分期问题

现有的分期系统因种种原因而无法对患者进行准确的生存分层评价。首先,由于患者的体能状态、有无症状、性别、年龄、组织学类型、血小板增多和一些其他影响生存因素的差异,分期不是一个绝对的生存参数;其次,因为较少行胸膜外肺切除术,导致病理分期难以具体化,临床分期仍然只是个粗略的评价,而分层治疗上很大程度依赖于组织学亚型。虽然临床分期的作用不如病理分期作用明显,但对许多无法进行手术切除的胸膜弥漫性恶性间皮瘤患者而言,仍然是最好的评估方法。

结语

　　胸膜弥漫性恶性间皮瘤的分期是个巨大挑战,尚无任何单一的方法能够提供足够的便于患者直接管理的信息。CT 扫描仍然是评估肿瘤分期的首选影像学方法,但对于横膈侵犯、胸内筋膜侵犯和淋巴结状态的评估效果欠佳。MRI 在评估肿瘤横膈膜侵犯和胸内筋膜侵犯方面优于 CT,但对于淋巴结状态的评估和 CT 一样效果不佳。如果考虑进行外科大手术的话,纵隔镜检查、EBUS 和 EUS 可能对于纵隔的分期都是有用的,但是缺乏前瞻性的研究数据支持。有些证据表明 PET-CT 在检查肿瘤转移方面优于单纯 CT,但是关于 PET-CT 在肿瘤分期方面的确切作用还很少见到前瞻性研究报道。胸膜弥漫性恶性间皮瘤分期的"金标准"尚未确定,医疗机构通常都是依据当地专家的建议和临床处理方法来制定患者的分期,这种分期不是建立在任何强有力证据基础之上的。应当记住,如果患者诊断明确,而又不适合外科手术,那么就没有必要进行腹腔镜检查。

(王丽 译,余英豪 校)

参考文献

1. Richards WG. Recent advances in mesothelioma staging. *Semin Thorac Cardiovasc Surg* 2009;21:105–110.
2. Butchart EG, Ashcroft T, Barnsley WC, et al. Pleuropneumonectomy in the management of diffuse malignant mesothelioma of the pleura. Experience with 29 patients. *Thorax* 1976;31:15–24.
3. Ruffie P, Feld R, Minkin S, et al. Diffuse malignant mesothelioma of the pleura in Ontario and Quebec: a retrospective study of 332 patients. *J Clin Oncol* 1989;7:1157–1168.
4. Curran D, Sahmoud T, Therasse P, et al. Prognostic factors in patients with pleural mesothelioma: the European Organization for Research and Treatment of Cancer experience. *J Clin Oncol* 1998;16:145–152.
5. Mattson K. Natural history and clinical stage of malignant mesothelioma. *Eur J Respir Dis* 1982;63:87.
6. Dimitrov NV, McMahon S. Presentation, diagnostic methods, staging, and natural history of malignant mesothelioma. In: Antman KH, Aisner J, eds. *Asbestos-Related Disease*. Orlando, FL: Grune & Stratton; 1987:225–238.
7. Rusch VW. A proposed new international TNM staging system for malignant pleural mesothelioma. From the International Mesothelioma Interest Group. *Chest* 1995;108:1122–1128.
8. AJCC. *Cancer Staging Manual*. 6th ed. New York, NY: Springer-Verlag; 2002:180–181.
9. UICC. *TNM Classification of Malignant Tumours*. 7th ed. New York, NY: Wiley-Liss; 2009.
10. Sugarbaker DJ, Raja M. Flores MD, et al. Resection margins, extrapleural nodal status, and cell type

determine post-operative long term survival in trimodality therapy of malignant pleural mesothelioma results in 183 patients. *Thorac Cardiovasc Surg* 1999;117:54–65.

11. Allen KB, Faber LP, Warren WH. Malignant pleural mesothelioma. Extrapleural pneumonectomy and pleurectomy. *Chest Surg Clin N Am* 1994;4:113–126.

12. Rydberg J, Buckwalter KA, Caldemeyer KS, et al. Multisection CT: scanning techniques and clinical applications. *Radiographics* 2000;20:1787–1806.

13. Heelan RT, Rusch VW, Begg CB, et al. Staging of malignant pleural mesothelioma: comparison of CT and MR imaging. *AJR Am J Roentgenol* 1999;172:1039–1047.

14. Entwisle J. The use of magnetic resonance imaging in malignant mesothelioma. *Lung Cancer* 2004;45(suppl 1):S69–S71.

15. Rusch VW, Rosenzweig K, Venkatraman E, et al. A phase II trial of surgical resection and adjuvant high-dose hemithoracic radiation for malignant pleural mesothelioma. *J Thorac Cardiovasc Surg* 2001;122:788–795.

16. Duysinx B, Nguyen D, Louis R, et al. Evaluation of pleural disease with 18-fluorodeoxyglucose positron emission tomography imaging. *Chest* 204;125:489–493.

17. Erasmus JJ, Truong MT, Smythe WR, et al. Integrated computed tomography- positron emission tomography in patients with potentially resectable malignant pleural mesothelioma: staging implications. *J Thorac Cardiovasc Surg* 2005;129:1364–1370.

18. Otsuka H, Terazawa K, Morita N, et al. Is FDG-PET/CT useful for managing malignant pleural mesothelioma? *J Med Invest* 2009;56:16–20.

19. Schneider DB, Clary-Macy C, Challa S, et al. Positron emission tomography with F18-fluoro-deoxyglucose in the staging and preoperative evaluation of malignant pleural mesothelioma. *J Thorac Cardiovasc Surg* 2000;120:128–133.

20. Schouwink JH, Kool LS, Rutgers EJ, et al. The value of chest computer tomography and cervical mediastinoscopy in the preoperative assessment of patients with malignant pleural mesothelioma. *Ann Thorac Surg* 2003;75:1715–1718; discussion 1718–1719.

21. Rice DC, Steliga MA, Stewart J, et al. Endoscopic ultrasound-guided fine needle aspiration for staging of malignant pleural mesothelioma. *Ann Thorac Surg* 2009;88:862–868; discussion 868–869.

22. Larsen SS, Vilmann P, Krasnik M, et al. Endoscopic ultrasound guided biopsy versus mediastinoscopy for analysis of paratracheal and subcarinal lymph nodes in lung cancer staging. *Lung Cancer* 2005;48:85–92.

23. Vilmann P, Puri R. The complete "medical" mediastinoscopy (EUS-FNA + EBUS-TBNA). *Minerva Med* 2007;98:331–338.

24. Rice DC, Steliga MA, Stewart J, et al. Endoscopic ultrasound-guided fine needle aspiration for staging of malignant pleural mesothelioma. *Ann Thorac Surg* 2009;88:862–868; discussion 868–869.

25. Tournoy KG, Burgers SA, Annema JT, et al. Transesophageal endoscopic ultrasound with fine needle aspiration in the preoperative staging of malignant pleural mesothelioma. *Clin Cancer Res* 2008;14:6259–6263.

26. Conlon KC, Rusch VW, Gillern S. Laparoscopy: an important tool in the staging of malignant pleural mesothelioma. *Ann Surg Oncol* 1996;3:489–494.

27. Rice DC, Erasmus JJ, Stevens CW, et al. Extended surgical staging for potentially resectable malignant pleural mesothelioma. *Ann Thorac Surg* 2005;80:1988–92; discussion 1992–1993.

第4章　影像学

▶ Jason Lester

用于弥漫性恶性间皮瘤诊断及分期的影像学技术

不同的影像学技术对弥漫性恶性间皮瘤的诊断、分期和治疗反应评估都具有一定的作用,但毫无疑问这类肿瘤的诊断对临床医师及影像科医师都是巨大的挑战。胸膜弥漫性恶性间皮瘤具有独特的生长方式,它可以不形成独立的肿块,而更多表现为结节状胸膜增厚,因此应用目前的影像学技术还很难进行识别和量化。影像学检查是胸膜疾病管理的重要组成部分,患者在患病期间经常需要进行多种影像学检查。虽然 CT、MRI、PET 及 PET-CT 都可用于评估这一疾病,但这些影像学方法的相对重要性已经随着时间的推移和技术上的进步发生了变化[1]。本章主要概述胸膜弥漫性恶性间皮瘤影像学诊断的现状及其进展。

胸膜弥漫性恶性间皮瘤的影像学评估

胸部 X 线片是大多数胸膜弥漫性恶性间皮瘤患者都曾进行的第一项影像学检查。胸部 X 线片的表现包括胸腔积液(图 4-1),胸膜增厚,受累侧胸廓收缩(图 4-2),晚期病例还会出现胸壁侵犯和肋骨破坏。但这些表现并无特异性,亦可见于其他一些良性和恶性病变中。多数患者还会进行胸部 CT 扫描,这样可以看到胸腔入口到第 3 腰椎水平之间整个胸膜表面的情况。CT 表现结合临床病史将确定进一步的检查方向。有助于将恶性胸膜疾病与良性病变鉴别的特征有环状胸膜增厚,结节状胸膜增厚,壁层胸膜增厚＞1cm 以及纵隔胸膜受累等[2](图 4-3、图 4-4)。然而,CT 扫描结果无法将胸膜弥漫性恶性间皮瘤与胸膜转移性肿瘤明确区分开来。同样在病变的早期阶段,要区分出良恶性病变也非常困难。此外,有些患者之前可能还进行过胸膜手术(如胸膜固定术),CT 表现也可与胸膜疾病类似。因此,单纯 CT 扫描对弥漫性恶性间皮瘤的确诊还有困难,还需进行组织学确认。大约 60% 的恶性转移性胸腔

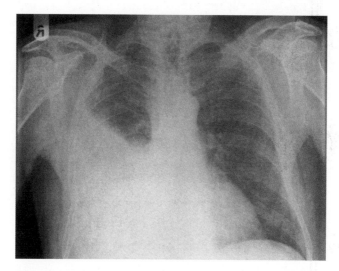

图 4-1　1 例恶性胸膜间皮瘤患者胸部 X 线片显示右侧胸腔大量积液

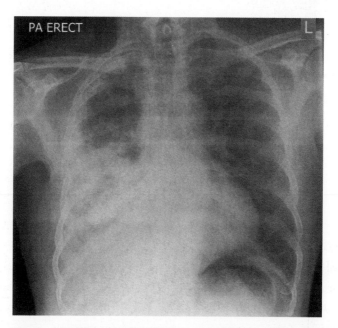

图 4-2　1 例胸膜弥漫性恶性间皮瘤患者胸部 X 线片显示右胸廓收缩及胸膜增厚。注意右下肺存在急性炎症

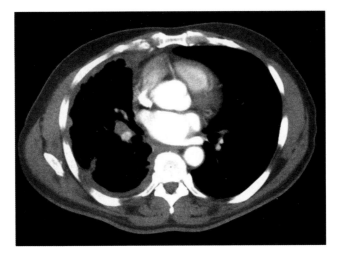

图 4-3 1 例胸膜弥漫性恶性间皮瘤患者增强 CT 扫描显示右侧胸膜呈环状结节状增厚

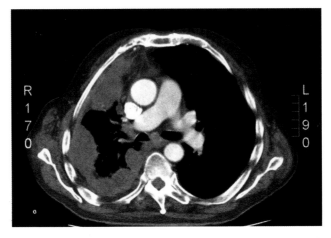

图 4-4 1 例胸膜弥漫性恶性间皮瘤患者增强 CT 扫描显示右侧胸膜大面积不规则增厚,并累及纵隔胸膜

积液可以通过胸腔积液细胞学检查得以分类,但绝大多数胸膜弥漫性恶性间皮瘤通过胸腔积液细胞学检查是无法自信地确切诊断的。显然,更无法通过脱落细胞样本来评估肿瘤浸润[3,4]。影像引导下增厚胸膜经皮细针穿刺活检是一种相对安全的检查方法,优于 Abrams 胸膜活检法,在很大程度上可以取代 Abrams 法[5,6](图 4-5)。然而大多数病例的诊断需要进行开放性活检。

CT 扫描仍然是评估胸膜弥漫性恶性间皮瘤治疗反应最常用的方法[7,8]。对于实体肿瘤而言,治疗效果通常依据实体肿瘤疗效评估标准(Response Evaluation Criteria in Solid Tumors,RECIST)的单维测量方法,即通过测量最长径的变化来评

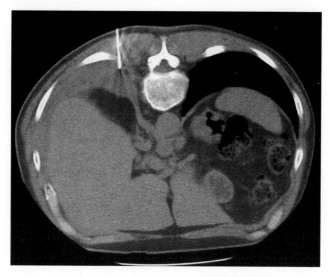

图 4-5   CT 引导下的增厚胸膜活检

估[9]。球状肿瘤的直径和体积具有直接关系,而采用 RECIST 可以合理替代体积变化。RECIST 依据肿瘤直径的变化进行分类,肿瘤直径增加≥20％为病变进展,直径缩小≥30％为部分缓解,介于两者之间视为病变稳定。胸膜弥漫性恶性间皮瘤的形态学使得 RECIST 的应用变得困难,因为肿瘤通常不形成像非小细胞肺癌那样独立的肿块,相反表现为胸膜弥漫性不规则增厚。正因如此,应用 RECIST 来确定肿瘤最大长径还存在问题,并且通常是不可能的(图 4-3)。使用 RECIST 进行治疗反应评估存在不足已成共识,因此提出了 RECIST 测量程序修订版,即建议垂直于胸壁或纵隔来测量肿瘤厚度[10]。Byrne 等对 2 个来自顺铂-吉西他滨化疗临床试验的 73 例胸膜弥漫性恶性间皮瘤患者进行了评估。垂直于胸壁或纵隔的肿瘤厚度测量系通过胸部 CT 扫描三个独立水平上的 2 个位置进行。6 个测量结果的总和即为胸膜单维尺度。间隔 4 周单维尺度减少≥30％为部分缓解;增加≥20％为疾病进展,介于两者之间则为病情稳定。根据这些标准,相比稳定期或进展期患者,缓解期患者生存期更长(15.1 个月与 8.9 个月;$P=0.03$)。遗憾的是,修订版的 RECIST 同样也不可能是精确评估胸膜弥漫性恶性间皮瘤患者治疗反应的方法。首先,垂直于胸壁的厚度测量依靠观察者的叙述,而观察者本身和观察者之间数据测量也都会存在差异[11]。其次,几何模型显示,根据修订版的 RECIST 建立的胸膜弥漫性恶性间皮瘤部分缓解和疾病进展分类的厚度反应标准,其体积的基础值比球状肿瘤体积的基础值要小得多[12]。

鉴于胸膜弥漫性恶性间皮瘤线性测量对治疗反应判断上的不足,直接测量肿瘤体积可能是最准确的方法。但由于没有自动化检测系统,使得这一方法耗时且难以实行。

通过在 CT 图像上自动识别和计算胸膜弥漫性恶性间皮瘤的肿瘤体积,从而更好地评估治疗效果的计算机程序还在开发中[13,14]。这些程序需要经过验证,可望为疗效评估提供更精确和可重复的方法。

腹膜弥漫性恶性间皮瘤的影像学评估

腹膜部位的弥漫性恶性间皮瘤仅次于胸膜,尽管按绝对值计算男性恶性间皮瘤总体患病率更高,但发生于腹腔的间皮瘤,女性要比男性发生率高。认识这一点非常重要,因为女性腹膜容易发生各种与石棉无关的特殊类型肿瘤,尤其是原发性腹膜 Mullerian 型(浆液性)癌。腹膜弥漫性恶性间皮瘤的 CT 表现包括腹水以及局灶或弥漫性网膜和肠系膜包块。弥漫型最为常见,以片状或结节状腹膜增厚为特征,组织学通常为上皮样亚型。而局灶性肿块以肉瘤样组织学亚型更多见,但尚无有力的相关性证据。网膜结块表现为大量的微小瘤结节要比呈多灶性肿瘤结节改变更多见。肠系膜血管浸润方式与肠系膜特殊的"卫星状"血管排列有关。小肠的肿瘤浸润会形成异常的褶皱性增厚。由于腹膜弥漫性恶性间皮瘤淋巴结转移很少见,因此明显的淋巴结增大要考虑其他疾病的诊断,如癌瘤病,淋巴瘤病或结核性腹膜炎等。

氟代脱氧葡萄糖正电子发射断层显像(FDG-PET)

CT 仍是胸膜弥漫性恶性间皮瘤分期的主要影像学检查方法,可用于评估局部肿瘤侵犯范围,淋巴结转移以及远处转移等。然而,CT 在胸膜弥漫性恶性间皮瘤分期中的应用有限。由于纵隔淋巴结大小和肿瘤累及无明显相关性,从而限制了 CT 对淋巴结状况的准确评估。PET,一种能产生组织代谢活动三维立体图像的核医学技术,可检测正电子发射放射性核素(^{18}F)发出的 γ 射线,这种放射性核素(示踪剂)以生物活性分子进入人体,最常见的为一种葡萄糖类似物,即氟代脱氧葡萄糖(FDG)。FDG-PET 依靠高代谢活动组织(如多种类型的恶性肿瘤)对 ^{18}F-FDG 摄取的不同,可显示出与非恶性组织的差别。

良恶性病变的识别

已经证实 FDG-PET 能够准确区分胸膜良恶性病变。一项对 98 例存在胸膜增厚或胸腔积液患者进行的前瞻性研究,要求患者在组织学诊断前均进行 FDG-PET 检查[15],结果 63/98 例患者组织学检查后发现有恶性胸膜病变,其中 61/63 例在胸膜增厚区域显示 FDG 摄取,仅 2 例未显示 FDG 摄取增加。31/35 例组织学证实为良性病变患者 FDG-PET 成像显示无 FDG 摄取。FDG-PET 识别恶性的敏感度为 96.8%,阴性预测值为 93.9%,特异度为 88.5%,阳性预测值为 93.8%。尽管该研究结果令人鼓舞,但确诊只能通过组织学方法。

FDG-PET 对肿瘤分期的意义

关于 FDG-PET 检查对淋巴结状态的评估作用,其研究结果存在冲突。Benard 等对 28 例 FDG-PET 疑为胸膜弥漫性恶性间皮瘤的患者进行评估,发现 12 例患者淋巴结呈高代谢,其中 9 例 CT 扫描显示淋巴结无异常。6 例患者组织学检查证实其中 5 例存在淋巴结恶性肿瘤[8]。然而,一项对 63 例胸膜弥漫性恶性间皮瘤(60 例为术前病例,3 例为术后肿瘤复发病例)患者进行 FDG-PET 检查的大宗回顾性研究显示,其评估淋巴结状况的敏感度仅为 11%[16]。毫无疑问,FDG-PET 缺乏像 CT 那样准确的解剖成像(图 4-6~图 4-8),但随着技术的进步,发展了将 PET 和 CT 扫描仪联为一体的定位系统(PET-CT),使得从两部设备上获取的图像能集中到同一对

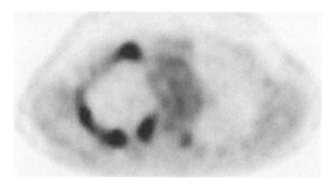

图 4-6 1 例胸膜弥漫性恶性间皮瘤患者轴位 PET 图像显示右胸廓结节状胸膜增强影

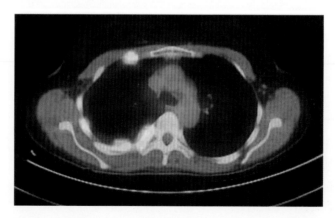

图 4-7 这是图 4-6 与 CT 融合的轴位 PET-CT 图像,其解剖定位得到明显改善

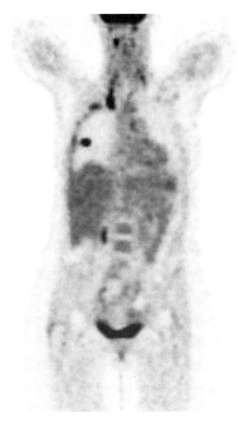

图 4-8　1 例右侧胸膜弥漫性恶性间皮瘤患者的冠状面 PET 图像显示右肺胸膜摄取增加,水平裂见结节状影

话框,并整合成单一融合图像。

如此一来,PET 的功能成像正好可以与 CT 的解剖成像准确地结合在一起(图 4-7～图 4-9),而独立的 FDG-PET 扫描仪已不再生产。技术的快速发展使得 PET-CT 已被广泛用于胸膜弥漫性恶性间皮瘤的研究,尽管支持其使用的数据还相对有限。PET-CT 很难将原发肿瘤浸润与相邻的淋巴结转移相鉴别,但对于发现远处转移以及评估锁骨上或腹部淋巴结代谢还是非常有用的[17,18]。PET-CT 可能代表了胸膜弥漫性恶性间皮瘤研究中的一项重大进步,但存在影像学无法检测到微小病变(假阴性)以及某些良性炎症性或感染性疾病出现假阳性等缺陷。PET-CT 必须结合其他影像学检查结果和临床病史,如果可能,在考虑手术之前应对 FDG 浓聚淋巴结进行组织学检查(图 4-10)。

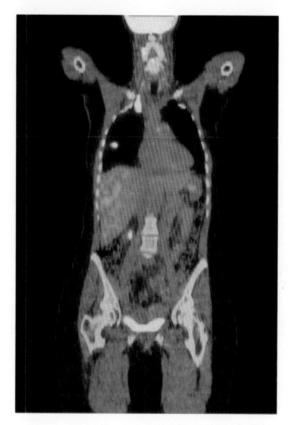

图 4-9 图 4-8 与 CT 扫描图像融合的同一图像

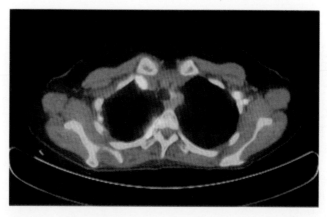

图 4-10 1 例右侧胸膜弥漫性恶性间皮瘤患者的轴位 PET-CT 图像,左腋窝淋巴结 FDG 浓聚,组织学检查显示淋巴结受累

疗效评估

由于胸膜弥漫性恶性间皮瘤的环状生长模式,使得检测肿瘤的治疗反应遇到很大困难。FDG-PET 和 PET-CT 正越来越多地被用于其他部位肿瘤的疗效评估,同样对胸膜弥漫性恶性间皮瘤患者的评价有一定作用[19]。Ceresoli 等[20]检查了 22 例组织学证实为胸膜弥漫性恶性间皮瘤的患者,通过 FDG-PET 和 CT 评估其以培美曲塞为基础化疗前及化疗 2 个周期后的肿瘤反应。以计算标准摄取值(standardized uptake value,SUV)了解肿瘤 FDG 摄取情况,若 FDG 摄取降低≥25%定义为代谢反应(应答)。结果 20 例 FDG-PET 提示为早期代谢反应的患者,8 例归为应答者(40%),12 例归为无应答者(60%)。早期代谢反应与中位进展时间显著相关(代谢应答者为 14 个月,无应答者为 7 个月,$P=0.02$)。中位进展时间与 CT 扫描评估的影像学反应之间没有相关性。第二项研究调查了 23 例患者基于体积的定量 FDG-PET 分析的疗效评估[21]。患者在化疗前及化疗 1 周期后进行 FDG-PET 和常规影像学反应评估。基于体积的定量 FDG-PET 分析系通过获得肿瘤组织中糖酵解总量(TGV)来确定。在 23 例适合影像学和 FDG-PET 分析的患者中,20 例 CT 检查显示肿瘤。化疗 1 周期后,按照修订的 RECIST 标准,CT 显示 7 例患者达到部分缓解,13 例患者病变稳定。在 7 例 CT 显示部分缓解患者中,定量 PET 分析显示中位 TGV 下降达基础值的 30%(范围为 11%~71%)。1 周期化疗后 TGV 下降和患者生存期改善之间存在统计学差异($P=0.015$)。与 Ceresoli 研究不同的是,SUV 和 CT 测量值的下降都无法预测患者预后。因此,就胸膜弥漫性恶性间皮瘤患者而言,FDG-PET 可能具有预测疗效和判断预后的作用,但需要进行大宗前瞻性临床试验加以证实。

磁共振成像

迄今为止,在胸膜弥漫性恶性间皮瘤成像上 MRI 要明显优于 CT,MRI 自身固有的多维功能允许其在任何平面获取高质量图像。胸膜弥漫性恶性间皮瘤的生长方式意味着冠状和矢状成像对评估胸壁或横膈侵犯比轴位成像更为有用。早期准确的 CT 成像仅限于轴位平面,通过改良轴位数据以产生冠状和矢状图像是可能的,但图像质量欠佳。多排螺旋 CT 扫描仪的广泛应用能够快速获得高分辨影像而无需进行优势平面图像重构,CT 图像质量的提高使得在评估疑似胸膜弥漫性恶性间皮瘤患者中 MRI 的使用减少。然而在下列三种情况下 MRI 还是非常有用的影像学方法:即评估良恶性、疗效以及分子成像。

由于 MRI 具有优良的对比分辨能力,可为 CT 扫描提供附加信息,对接触石棉患者胸膜良恶性病变的鉴别很有帮助[22]。与 T_1 加权成像比较,胸膜弥漫性恶性间

皮瘤在 T_2 加权成像中通常表现为高信号,并在静脉内注射钆造影剂后明显增强。Boraschi 等[23]对 30 例胸部 X 线和 CT 检查存在胸膜病变的石棉接触患者进行 MRI 检测,所有患者均进行组织学检查。18 例胸膜多发斑块患者在平扫及增强 T_1 和 T_2 加权成像中仅表现为低信号强度。11 例恶性病变(均为弥漫性恶性间皮瘤)和 1 例孤立性良性胸膜斑块患者 T_2 加权成像上呈高信号强度,而在 T_1 加权成像上呈对比增强。MRI 提示恶性病变的敏感度和特异度分别为 100% 和 95%。胸膜弥漫性恶性间皮瘤在 MRI 上的典型特征为环状胸膜增厚,胸膜结节,胸膜轮廓不规则以及胸壁或横膈膜侵犯。值得注意的是,这些表现并非胸膜弥漫性恶性间皮瘤所特有,亦可见于其他胸膜恶性疾病,并偶见于良性石棉相关胸膜病变。Hierholzer 等对均接受过 CT 和 MRI 扫描的 42 例胸膜病变患者进行了回顾性研究[24],利用形态学特征结合信号强度特点,MRI 对胸膜恶性肿瘤检测的敏感度为 100%,特异度为 93%。作者的结论是进行信号强度和形态学特征评估,MRI 对胸膜良恶性病变的鉴别要更为有用且优于 CT 扫描。尽管 MRI 诊断恶性胸膜病变的敏感度和特异度都很高,但在实际工作中,若 CT 扫描或 MRI 疑有恶性胸膜病变时,都应进行组织学确诊,而 CT 扫描仍然是评估胸膜疾病影像学检查的首选方法。

只有早期疾病患者才考虑进行积极的手术治疗,由于 MRI 具有内部组织对比优势,因此对于评估肿瘤浸润很有用[25]。Heelan 等[26]在一项前瞻性试验中,对 65 例患者在外科手术(不包括经皮细针穿刺活检)分期和(或)肿瘤切除之前进行增强 CT 扫描和 MRI 平扫检查,发现识别横膈膜浸润 CT 扫描准确率为 55%,MRI 为 82%;识别胸内筋膜浸润或有胸壁浸润的孤立性可切除病灶 CT 扫描准确率为 46%,MRI 为 69%。Entwisle 报道了英国 Leicester 中心使用增强 MRI 评价胸膜弥漫性恶性间皮瘤的经验[25]。对 49 例 CT 扫描显示有病变切除可能的患者进行增强 MRI 扫描,其中 17 例患者经增强 MRI 证实为不可切除病变,其结果出乎意料。这一发现与 Heelan 关于增强 CT 和 MRI 平扫对肿瘤可切除性的预测无差异的研究结论大相径庭[26]。由此可见,对于肿瘤可切除性的预测,增强 MRI 可能比平扫 MRI 更准确。但增强 CT 和增强 MRI 对于预测肿瘤可切除性是否存在临床差异尚不清楚。

动态增强 MRI(DCE-MRI)是指造影剂流经检查组织时获取序列图像。钆造影剂能够使脉管系统可视化,因此可用于血管通透性评估。最近研究表明钆诱导的肿瘤内信号强度的实时演变反映了肿瘤血管生成特性,这些变化可以被定量,并与血管密度和肿瘤的其他血管生成特征,如血管内皮生长因子(EGFR)水平有关,已知大部分胸膜弥漫性恶性间皮瘤存在 EGFR 表达[27,28]。因此,DCE-MRI 有望为胸膜弥漫性恶性间皮瘤抗血管生成治疗的疗效评价提供无创性检查方法[29,30],并在以后用于胸膜弥漫性恶性间皮瘤对新药物治疗的疗效评价,但需进一步的研究证实。

分子影像学

近年来随着新技术的引进,尤其是 PET-CT 的引入,使得胸膜弥漫性恶性间皮瘤的影像学取得重要进展。尽管如此,仍需进一步提高对疾病分期和治疗疗效评估的准确性,尤其是能满足个体化治疗需要以及提高局部治疗(如手术治疗和放射治疗)准确性的评价。CT 扫描仍是评估疗效和疾病状态监测最常用的成像技术,但仅利用解剖学细节要将残留或复发性疾病与良性改变鉴别开来还是十分困难的,尤其是在术后[31]。

分子影像学是一门相对较新的学科,其结合了分子生物学和常规影像学模式。以生物标志探针来帮助特定目标的成像。生物标志物与其靶向组织产生相互化学作用,使得病变基于分子变化而非结构的改变被清楚识别。放射性标记抗体利用免疫系统的固有生化特异性为肿瘤成像提供分子靶向试剂。原则上,任何有针对性的生物分子抗体,都有机会研发为放射示踪剂,用于示踪对肿瘤生物学,肿瘤诊断和治疗具有重要意义的生理和病理生理过程[32]。间皮素(mesothelin)是一种细胞表面抗原,表达于间皮细胞。研究表明几乎所有上皮样型弥漫性恶性间皮瘤均存在间皮素的强表达[33]。但一些其他肿瘤,包括肺腺癌和各种非肺腺癌,同样也存在间皮素的过表达。相反,间皮素在正常组织中很少表达,这使得间皮素成为上皮样型胸膜弥漫性恶性间皮瘤分子成像潜在有用的靶标。单克隆抗体 K1 是一种能识别间皮素的鼠 IgG1 蛋白[34]。已经研发出 ^{99m}Tc 标记的 K1 抗体有望成为胸膜弥漫性恶性间皮瘤的显像剂。应用单光子发射计算机断层显像作为成像方法,评估 ^{99m}Tc 标记的 K1 抗体的实用性的实验正处于研究中。

(李慧明 译,余英豪 校)

参考文献

1. Armato SG, Entwisle J, Truong T, et al. Current state and future directions of pleural mesothelioma imaging. *Lung Cancer* 2008;59:411–420.

2. Leung AN, Muller NL, Miller RR. CT in differential diagnosis of diffuse pleural disease. *AJR Am J Roentgenol* 1990;154:487–492.

3. Pedio G, Landolt-Weber U. Cytologic presentation of malignant mesothelioma in pleural effusions. *Exp Cell Biol* 1988;56:211–216.

4. Renshaw AA, Dean BR, Antman KH, et al. The role of cytologic evaluation of pleural fluid in the diagnosis of malignant mesothelioma. *Chest* 1997;111:106–109.

5. Adams RF, Gray W, Davies RJ, et al. Percutaneous image-guided cutting needle biopsy of the pleura in the diagnosis of malignant mesothelioma. *Chest* 2001;120:1798–1802.

6. Maskell NA, Gleeson FV, Davies RJ. Standard pleural biopsy versus CT-guided cutting-needle biopsy for diagnosis of malignant disease in pleural effusions: a randomised controlled trial. *Lancet* 2003;361:1326–1330.

7. Rydberg J, Buckwalter KA, Caldemeyer KS, et al. Multisection CT: scanning techniques and clinical applications. *Radiographics* 2000;20:1787–1806.

8. Bénard F, Sterman D, Smith RJ, et al. Metabolic imaging of malignant pleural mesothelioma with fluorodeoxyglucose positron emission tomography. *Chest* 1998;114:713–722.

9. Therasse P, Arbuck SG, Eisenhauer EA, et al. New guidelines to evaluate the response to treatment in solid tumors. European Organization for Research and Treatment of Cancer, National Cancer Institute of the United States, National Cancer Institute of Canada. *J Natl Cancer Inst* 2000;92:205–216.

10. Byrne MJ, Nowak AK. Modified RECIST criteria for assessment of response in malignant pleural mesothelioma. *Ann Oncol* 2004;15:257–260.

11. Armato SG III, Oxnard GR, MacMahon H, et al. Measurement of mesothelioma on thoracic CT scans: a comparison of manual and computer-assisted techniques. *Med Phys* 2004;31:1105–1115.

12. Oxnard GR, Armato SG III, Kindler HL. Modeling of mesothelioma growth demonstrates weaknesses of current response criteria. *Lung Cancer* 2006;52:141–148.

13. Armato SG III, Oxnard GR, Kocherginsky M, et al. Evaluation of semiautomated measurements of mesothelioma tumor thickness on CT scans. *Acad Radiol* 2005;12:1301–1309.

14. Zhao B, Schwartz LH, Flores R, et al. Automated segmentation of mesothelioma volume on CT scan. *SPIE Proc* 2005;5747:866–871.

15. Duysinx B, Nguyen D, Louis R, et al. Evaluation of pleural disease with 18-fluorodeoxyglucose positron emission tomography imaging. *Chest* 2004;125:489–493.

16. Flores RM, Akhurst T, Gonen M, et al. Positron emission tomography defines metastatic disease but not locoregional disease in patients with malignant pleural mesothelioma. *J Thorac Cardiovasc Surg* 2003;126:11–16.

17. Erasmus JJ, Truong MT, Smythe WR, et al. Integrated computed tomography-positron emission tomography in patients with potentially resectable malignant pleural mesothelioma: staging implications. *J Thorac Cardiovasc Surg* 2005;129:1364–1370.

18. Otsuka H, Terazawa K, Morita N, et al. Is FDG-PET/CT useful for managing malignant pleural mesothelioma? *J Med Invest* 2009;56:16–20.

19. Eary JF. PET imaging for treatment response in cancer. *PET Clin* 2008;3:101–109.

20. Ceresoli GL, Chiti A, Zucali PA, et al. Early response evaluation in malignant pleural mesothelioma by positron emission tomography with [18F]fluorodeoxyglucose. *J Clin Oncol* 2006;24:4587–4593.

21. Francis RJ, Byrne MJ, van der Schaaf AA, et al. Early prediction of response to chemotherapy and survival in malignant pleural mesothelioma using a novel semiautomated 3-dimensional volume-based analysis of serial 18F-FDG PET scans. *J Nucl Med* 2007;48:1449–1458.

22. Knuuttila A, Halme M, Kivisaari L, et al. The clinical importance of magnetic resonance imaging versus computed tomography in malignant pleural mesothelioma. *Lung Cancer* 1998;22:215–225.

23. Boraschi P, Neri S, Braccini G, et al. Magnetic resonance appearance of asbestos-related benign and malignant pleural diseases. *Scand J Work Environ Health* 1999;25:18–23.

24. Hierholzer J, Luo L, Bittner RC, et al. MRI and CT in the differential diagnosis of pleural disease. *Chest* 2000;118:604–609.

25. Entwisle J. The use of magnetic resonance imaging in malignant mesothelioma. *Lung Cancer* 2004;45(suppl 1):S69–S71.

26. Heelan RT, Rusch VW, Begg CB, et al. Staging of malignant pleural mesothelioma: comparison of CT and MR imaging. *AJR Am J Roentgenol* 1999;172:1039–1047.

27. Strizzi L, Catalano A, Vianale G, et al. Vascular endothelial growth factor is an autocrine growth factor in human malignant mesothelioma. *J Pathol* 2001;193:468–475.

28. Aoe K, Hiraki A, Tanaka T, et al. Expression of vascular endothelial growth factor in malignant mesothelioma. *Anticancer Res* 2006;26:4833–4836.

29. Knopp MV, Giesel FL, Marcos H, et al. Dynamic contrast-enhanced magnetic resonance imaging in oncology. *Top Magn Reson Imaging* 2001;12:301–308.

30. Yamamuro M, Gerbaudo VH, Gill RR, et al. Morphologic and functional imaging of malignant pleural mesothelioma. *Eur J Radiol* 2007;64:356–366.

31. Steinert HC, Santos Dellea MM, Burger C, et al. Therapy response evaluation in malignant pleural mesothelioma with integrated PET-CT imaging. *Lung Cancer* 2005;49(suppl 1):S33–S35.
32. Kelloff GJ, Krohn KA, Larson SM, et al. The progress and promise of molecular imaging probes in oncologic drug development. *Clin Cancer Res* 2005;11:7967–7985.
33. Ordonez NG. Value of mesothelin immunostaining in the diagnosis of mesothelioma. *Mod Pathol* 2003;16:192–197.
34. Hassan R, Wu C, Brechbiel MW, et al. 111Indium-labeled monoclonal antibody K1: biodistribution study in nude mice bearing a human carcinoma xenograft expressing mesothelin. *Intl J Cancer* 1999;80:559–563.

第5章 非石棉相关弥漫性恶性间皮瘤

▶ Allen R. Gibbs

▶ Richard L. Attanoos

充分的流行病学以及矿物学证据显示,角闪石(amphiboles)是大部分男性弥漫性恶性间皮瘤发生的原因。大约80%的弥漫性恶性间皮瘤被认为与石棉接触有关。石棉与弥漫性恶性间皮瘤的关系已经众所周知,并得以深入研究。

然而,仍有理由相信弥漫性恶性间皮瘤并非总是与石棉有关。有充分的证据支持存在非石棉相关的弥漫性恶性间皮瘤。其相关因素将在下文中进行讨论。散发性或自发性弥漫性恶性间皮瘤在第6章中进行讨论。

罹患弥漫性恶性间皮瘤的遗传因素可能与社区家族聚集性(一些居所接触石棉)有关,另一些似乎与石棉无关。致癌物质灭活基因(如谷胱甘肽 S-转移酶)的基因多态性可能对弥漫性恶性间皮瘤的个体易感性具有一定作用。

纤维沸石(毛沸石)

20世纪70年代早期,土耳其政府在一项对肺结核遗留病例进行居所定位和治疗的全国性调查中发现,弥漫性恶性间皮瘤在卡帕多西亚的某些土耳其村庄中具有较高的发生率[1-3]。非职业性暴露的肿瘤发病年龄相对年轻,男女无明显差异。间皮瘤的死亡率为42.9%,远高于之前所述的任一石棉研究群体。

该地区间皮瘤的发生率与环境中接触火山凝灰岩息息相关,火山凝灰岩中含有可吸入的称为毛沸石纤维的纤维沸石[4,5]。这些村庄的居民经常在凸出地表的软凝灰岩上修建房屋和其他建筑,或者将凝灰岩切块后运送到建筑施工地。有时这些凝灰岩被研磨用作灰泥糊和粉刷剂[6,7]。

毛沸石纤维与角闪石石棉纤维有相似之处,都具有生物持久性以及高内部表面积[8]。已经进行一些动物研究来确定毛沸石纤维是否为卡帕多西亚村庄中弥漫性恶性间皮瘤发生的诱导物[9]。从实验学和流行病学的角度看,就角闪石石棉纤维而言,高表面积似乎增加了间皮瘤发生的潜能[10]。已在弥漫性恶性间皮瘤患者或没有发生肿瘤的这些村庄居民的支气管肺泡灌洗样本和肺组织中发现了毛沸石纤维[11,12]。已有家族聚集性病例的报道,并提出某些个体具有遗传易感性。

氟代-浅闪石

对意大利 1988—1992 年弥漫性恶性间皮瘤死亡率调查发现,意大利西西里岛的比亚恩卡维拉出现群集性弥漫性恶性间皮瘤病例[13]。比亚恩卡维拉位于西西里岛东部的火山地带,此地区没有进行工业用石棉的开采。环境研究显示发病原因可能来自小镇附近石矿场材料的使用,其中包括非石棉纤维样角闪石[14]。这些材料被广泛用于当地建筑业。矿物学研究表明角闪石是一种氟代-浅闪石,与某些闪石型的石棉形态和大小相似[15]。已经确认其存在于该地区的大部分建筑物样本中[14-16],同时亦在弥漫性恶性间皮瘤病例的肺组织中检出这种纤维[14]。在该地区放养的 27 只山羊肺标本中,甚至有 8 只肺组织中检出氟代-浅闪石纤维[17]。因此,一致性证据显示接触氟代-浅闪石矿物纤维可以导致弥漫性恶性间皮瘤的发生。

辐射

电离辐射已经公认为人类致癌因素,并且是某些类型肿瘤的确定风险因素,其中包括恶性血液病和实体肿瘤。此外,有越来越多的病例报道显示胸膜、心包和腹膜弥漫性恶性间皮瘤与治疗性辐射和二氧化钍照射有关。多数放疗后的弥漫性恶性间皮瘤都是在之前肿瘤进行治疗后发生的,最常见有霍奇金淋巴瘤,非霍奇金淋巴瘤,肾母细胞瘤,乳腺癌和睾丸癌等[18-23]。Tward 等[21]对 1973—2001 年治疗的非霍奇金淋巴瘤患者进行随访,发现与未接受放疗的患者相比,接受过放疗的患者其弥漫性恶性间皮瘤发病率显著增加。

电离辐射与弥漫性恶性间皮瘤相关的证据来自三方面的数据:①患者接触过诊断性造影剂“氧化钍胶体”,其中含有二氧化钍;②病例报道和大规模回顾性队列研究证明患者曾患恶性肿瘤并接受过放射治疗;③任职于原子能/核能工业的人员[24]。

Sanders 和 Jackson 研究了大鼠腹腔内注射$^{239}PuO_2$微粒的作用,结果发现 27% 的大鼠发生上皮样型弥漫性恶性间皮瘤,38%发生肉瘤样型弥漫性恶性间皮瘤[25]。

不同类型肿瘤放疗后发生弥漫性恶性间皮瘤似乎不能用石棉接触解释,因为接受与未接受放疗的患者其石棉接触史没有差别,特别是接受放疗的年轻患者几乎没有接触石棉的机会,男女肿瘤发生的比例为 1∶1[19,24,26]。

已有报道,职业性接触辐射人员弥漫性恶性间皮瘤的发病率有上升,接触的辐射主要包括体外 γ-射线以及体内肺和淋巴系统的放射性核素沉积[27-29]。1946—1996间任职于英国原子能管理局的员工发生弥漫性恶性间皮瘤的风险增加[30],同样在爱达荷国家工程与环境实验室的工作人员其风险也在增加,那里进行的是核材料的化学处理,建造以及拆除等工作[31]。在一项对 15 个国家核工业辐射工作者进行的大型研究中,Cardis 等[28]报道共发现 39 例胸膜肿瘤,但未达到统计学意义。尽管如此,在这一研究的所有肿瘤中,其胸膜肿瘤的相对危险度是最高的。一些研究显示,辐射接触与弥漫性恶性间皮瘤的发生风险之间似乎存在剂量效应关系。

氧化钍胶体,一种主要在 1930—1955 年使用的含有二氧化钍的放射造影剂,被证明与弥漫性恶性间皮瘤的发生有关。二氧化钍不能溶解,一旦注入体内便无法排出,而沉积在包括肺和胸膜在内的诸多器官中。二氧化钍的衰减非常慢,主要通过 α 粒子的放射。Maurer 和 Egloff[32]报道了 1 例 36 岁无石棉接触史患者,因胆管造影使腹腔受到二氧化钍污染,后来发生了腹膜弥漫性恶性间皮瘤。而 Dahlgren[33]则报道了 1 例 25 岁患者注射氧化钍胶体进行脑血管造影后,在胸膜顶发生弥漫性恶性间皮瘤的病例。一位 63 岁无石棉接触史的老年男性发生腹膜弥漫性恶性间皮瘤,被认为与 1945 年曾接触过氧化钍胶体有关[34]。一项由丹麦、瑞典、日本、德国和美国接触氧化钍胶体患者组成的队列研究显示,其弥漫性恶性间皮瘤(主要为胸膜和腹膜)发病风险增加[23,35-38]。Andersson 等[35,36]和 Travis 等[38,39]研究发现,患病风险增加与辐射剂量累积增加有关。最大型接触氧化钍胶体的研究对象是在葡萄牙,病例超过 2000 例。该研究未能确定弥漫性恶性间皮瘤为死亡原因,但认为死亡原因存在很大的不确定性[40]。因此,这些研究总体认为,接触氧化钍胶体后发生胸膜和腹膜弥漫性恶性间皮瘤的风险增加[41]。

最初有一些病例报道认为,放射治疗与邻近照射野的浆膜组织发生弥漫性恶性间皮瘤有关[24,26]。但随后一些大规模回顾性队列研究显示,多种不同肿瘤放疗后均可发生弥漫性恶性间皮瘤,包括霍奇金淋巴瘤,非霍奇金淋巴瘤,乳腺癌和睾丸癌等[19-23,27-29,42-44]。

直到 1996 年,有了关于从接触辐射到发生弥漫性恶性间皮瘤的中位潜伏期约为 19.5 年,范围从 5～41 年不等的报道[18]。所报道的潜伏期要短于石棉诱发的弥漫性恶性间皮瘤的潜伏期。在 De Bruin 等[22]的研究中,从霍奇金淋巴瘤进行放射治疗到确诊为弥漫性恶性间皮瘤的中位时间为 27.7 年,从 10.5～34.1 年不等。对在较年轻时接受过放疗的患者进行长期随访后发现,与男性相比,女性发生弥漫性恶性间皮瘤的风险显著增加。Teta 等[19]对淋巴瘤患者的研究发现,霍奇金淋巴瘤和非霍奇金淋巴瘤从进行放疗到确诊为弥漫性恶性间皮瘤的平均时间分别为 16 年和 7 年。

放疗后弥漫性恶性间皮瘤潜伏期的缩短或许可以用原发肿瘤引起间皮细胞的直接损害和免疫监视功能削弱来解释。

人造玻璃纤维

除耐火陶瓷纤维外,大多数人造玻璃纤维不具有生物持久性,对发生弥漫性恶性间皮瘤的影响效力也不确定。动物吸入实验证实耐火陶瓷纤维具有诱发啮齿动物发生弥漫性恶性间皮瘤的作用[45]。有作者认为,耐火陶瓷纤维与胸膜斑块之间存在内在的联系,但由于在分析肺标本中,混杂纤维(角闪石)只是显示出一些共性的联系,因此这种结论性的关联还有待进一步证实[46]。

有机纤维

间皮瘤可能与接触蔗糖业中的有机纤维有关,但并未得到证实[47]。

碳纳米管

最近有学者对多壁碳纳米管模拟石棉诱发组织损伤的作用进行了研究[48,49]。碳纳米管与石棉形态特征相似,已经确定长直纳米管和角闪石纤维系通过细胞损害和慢性炎症对邻近间皮孔的影响来诱导间皮细胞损伤,这对于理解具有生物持久性的呼吸道闪石石棉是如何到达人体壁层胸膜,并诱发弥漫性恶性间皮瘤发生是首要的起始步骤。然而尚无充分的依据证明碳纳米管能够诱发人类弥漫性恶性间皮瘤。

其他

有报道称弥漫性恶性间皮瘤与某些慢性炎症过程有关,如脓胸,气胸治疗后以及慢性腹膜炎[50,51]。还有在弥漫性恶性间皮瘤发生前数十年患者曾有结核性胸膜炎的报道。

(李慧明 译,余英豪 校)

参考文献

1. Artvinli M, Baris YI. Malignant mesothelioma in a small village in the Anatolian region of Turkey: an epidemiologic study. *J Natl Cancer Inst* 1979;63:17–22.
2. Baris YI, Sahin AA, Ozesmi M, et al. An outbreak of pleural mesothelioma and chronic fibrosing pleurisy in the village of Karain/Urgup in Anatolia. *Thorax* 1978;33:181–192.
3. Baris YI. Fibrous zeolite (erionite) related diseases in Turkey. *Am J Ind Med* 1991;19:373–378.
4. Dogan AU. Malignant mesothelioma and erionite. In: Pass HI, Vogelzang NJ, Carbone M, eds. *Malignant Mesothelioma*. New York, NY: Springer; 2005:242–258.
5. Pooley FD. Evaluation of fiber samples taken from the vicinity of two villages in Turkey. In: Dement R, Dement JH, eds. *Dust and Disease*. Park Forest South, IL: Pathotox Publication; 1979:41.
6. Ross M, Nolan RP, Langer AM, et al. Health effects of mineral dusts other than asbestos. In: Guthrie GD, Mossman BT, eds. *Health Effects of Mineral Dusts*. Washington, DC: Mineralogical Society of North America; 1993;361–407.
7. Rohl AN, Langer AM, Moncure G, et al. Endemic pleural disease associated with exposure to mixed

fibrous dust in Turkey. *Science* 1982;216:518–520.

8. Dogan AU, Dogan M, Hoskins JA. Erionite series minerals: mineralogical and carcinogenic properties. *Environ Geochem Health* 2008;30:367–381.

9. Wagner JC, Skidmore JW, Hill RJ, et al. Erionite exposure and mesothelioma in rats. *Br J Cancer* 1985;51:727–730.

10. Coffin DL, Peters SE, Palekar LD, et al. A study of the biological activity of erionite in relation to its chemical and structural characteristics. In: Wehner AP, ed. *Biological Interaction of Inhaled Mineral Fibres and Cigarette Smoke*. Columbus, OH: Battelle Memorial Institution; 1989:313–323.

11. Sebastein P, Gauduchet A, Bignon J, et al. Ferruginous bodies in sputum as an indication of exposure to airborne mineral fibres in the mesothelioma villages of Cappadocia. *Arch Environ Health* 1981;39:18–23.

12. Dumortier P, Coplu L, Emri S, et al. Erionite bodies and fibres in bronchoalveolar lavage fluid (BALF) of residents from Tuzkoy, Cappadocia, Turkey. *Occup Environ Med* 2001;58: 261–266.

13. Di Paola M, Mastrantonio M Carboni M, et al. La mortalita per tumour malign della pleura in Italia negli anni 1988–1992. Rapporti ISTIS-AN 1996.

14. Paoletti L, Batisti D, Bruno C, et al. Unusually high incidence of malignant pleural mesothelioma in a town of eastern Sicily: an epidemiological and environmental study. *Arch Environ Heath* 2000;55:392–398.

15. Comba P, Gianfagna A, Paoletti L. Pleural mesothelioma cases in Biancavilla are related to a new fluoro-edenite fibrous amphibole. *Arch Environ Health* 2003;58:229–232.

16. Gianfagna A, Oberti R. Fluoro-edenite from Biancavilla (Catania, Sicily, Italy). Crystal chemistry of a new amphibole end-member. *Am Mineral* 2001;86:1493–1498.

17. DeNardo P, Bruni B, Paoletti L, et al. Pulmonary fibre burden in sheep living in the Biancavilla area (Sicily): preliminary results. *Sci Total Environ* 2004;325:51–58.

18. Cavazza A, Travis LB, Travis WD, et al. Post-irradiation malignant mesothelioma. *Cancer* 1996;77:1379–1385.

19. Teta MJ, Lau E, Sceurman BK, et al. Therapeutic radiation for lymphoma: risk of mesothelioma. *Cancer* 2007;109:1432–1438.

20. Hodgson DC, Gilbert ES, Dores GM, et al. Long-term solid cancer risk among 5-year survivors of Hodgkin's lymphoma. *J Clin Oncol* 2007;25:1489–1497.

21. Tward JD, Wendland MM, Shrieve DC, et al. The risk of secondary malignancies over 30 years after the treatment of non-Hodgkin lymphoma. *Cancer* 2006;107:108–115.

22. De Bruin ML, Burgers JA, Baas P, et al. Malignant mesothelioma after radiation treatment for Hodgkin lymphoma. *Blood* 2009;113:3679–3681.

23. Travis LB, Fossa SD, Schonfeld SJ, et al. Second cancer among 40576 testicular cancer patients: focus on long term survivors. *J Natl Cancer Inst* 2005;97:1354–1365.

24. Goodman JE, Nascarella MA, Valberg PA. Ionizing radiation: a risk factor for mesothelioma. *Cancer Causes Control* 2009;20:1237–1254.

25. Sanders CL, Jackson TA. Induction of mesotheliomas and sarcomas from "hot spots" of $^{239}PuO_2$ activity. *Health Phys* 1972;22:755–759.

26. Witherby SM, Butnor KJ, Grunberg SM. Malignant mesothelioma following thoracic radiotherapy for lung cancer. *Lung Cancer* 2007;57:410–413.

27. National Research Council, Committee on the Biological Effects of Ionizing Health Radiations (NRC). Risks from exposure to low levels of ionizing radiation: BEIR VII-Phase 2. Washington DC: National Academy Press; 2006.

28. Cardis E, Richardson D. Health effects of radiation exposure at uranium processing facilities. *J Radiol Prot* 2000;20:95–97.

29. Cardis E, Vrijheid M, Blettner M et al. The 15-country collaborative study of cancer risk among radiation workers in the nuclear industry: estimates of radiation-related cancer risks. *Radiat Res* 2007;167:396–416.
30. Atkinson WD, Law DV, Bromley KJ, et al. Mortality of employees of the United Kingdom Atomic Energy Authority, 1946–1997. *Occup Environ Med* 2004;61:577–585.
31. National Institute for Occupational Safety and Health (NIOSH). An epidemiologic study of mortality and radiation-related risk of cancer among workers at the Idaho National Engineering and Environmental Laboratory. HHS (NIOSH) Publ no 2005-131. 2005.
32. Maurer R, Egloff B. Malignant peritoneal mesothelioma after cholangiography with thorotrast. *Cancer* 1975;36:1381–1385.
33. Dahlgren S. Effects of locally deposited colloidal thorium dioxide. *Ann NY Acad Sci* 1967;145:786–790.
34. Stey C, Landolt-Weber U, Vetter W, et al. Malignant peritoneal mesothelioma after Thorotrast exposure. *Am J Clin Oncol* 1995;18:313–317.
35. Andersson M, Carstensen B, Storm HH. Mortality and cancer incidence after cerebral angiography with or without Thorotrast. *Radiat Res* 1995;142:305–320.
36. Andersson M, Wallin H, Johnson M, et al. Lung carcinoma and malignant mesothelioma in patients exposed to Thorotrast. *Int J Cancer* 1995;63:330–336.
37. Ishikawa Y, Mori T, Machinami R. Lack of apparent excess in malignant mesothelioma but increased overall malignancies of peritoneal cavity in Japanese autopsies with Thorotrast injection into blood vessels. *J Cancer Res Clin Oncol* 1995;121:567–570.
38. Travis LB, Land CE, Andersson M, et al. Mortality after cerebral angiography with or without radioactive Thorotrast: an international cohort of 3, 143 two-year survivors. *Radiat Res* 2001;156:136–150.
39. Travis LB, Hauptmann M, Gaul LK, et al. Site specific cancer incidence and mortality after cerebral angiography with radioactive Thorotrast. *Radiat Res* 2003;160:691–706.
40. Dos Santos Silva I, Malveiro F, Jones ME, et al. Mortality after radiological investigation with radioactive Thorotrast: a follow-up study of up to fifty years in Portugal. *Radiat Res* 2003;159:521–534.
41. Van Kaick G, Dalheimer A, Hornik S, et al. The German Thorotrast study: recent results and assessment of risks. *Radiat Res* 1999;152 (suppl 6):S64–S71.
42. Neugut AI, Ahsan H, Antman KH. Incidence of malignant mesothelioma after thoracic radiotherapy. *Cancer* 1997;80:948–950.
43. Brown LM, Chen BE, Pfeiffer RM, et al. Risk of second non-haematological malignancies among 376,825 breast cancer survivors. *Breast Cancer Res Treat* 2007;106:439–451.
44. Deutsch M, Land SR, Begovic M, Cecchini R, et al. An association between postoperative radiotherapy for primary breast cancer in 11 National Surgical Adjuvant Breast and Bowel Project (NSABP) studies and the subsequent appearance of malignant mesothelioma. *Am J Clin Oncol* 2007;30:294–296.
45. McConnell EE, Mast RW, Hesterberg TW, et al. Chronic inhalation toxicity of a kaolin based refractory ceramic fiber in Syrian golden hamsters. *Inhalation Toxicol* 1995;7:503–532.
46. Lockey J, Lemasters G, Rice C. Refractory ceramic fibers and pleural plaques. *Am J Respir Crit Care Med* 1996;154:1405–1410.
47. Newman RH. Fine biogenic particulate silica fibres in sugarcane: a possible hazard. *Ann Occup Hyg* 1986;30:365–370.
48. Donaldson K, Murphy FA, Duffin R, et al. Asbestos, carbon nanotubes and the pleural mesothelium: a review of the hypothesis regarding the role of long fiber retention in the parietal pleura. *Part Fibre Toxicol* 2010;7:5.

49. Murphy FA, Poland CA, Duffin R, et al. Length-dependent retention of carbon nanotubes in the pleural space of mice initiates sustained inflammation and progressive fibrosis on the parietal pleura. *Am J Pathol* 2011;178:2587–2600.

50. Hillerdal G, Berg J. Malignant mesothelioma secondary to chronic inflammation and old scars: 2 scars and a review of the literature. *Cancer* 1985;55:1968–1972.

51. Riddell RH, Goodman MJ, Moosa AR. Peritoneal malignant mesothelioma in a patient with recurrent peritonitis. *Cancer* 1981;48:134–139.

第6章 自发性/特发性弥漫性恶性间皮瘤

▶ Allen R. Gibbs

石棉开采与制造业始于 18 世纪 90 年代,20 世纪 70 年代初期达到顶峰,后因对其致癌作用的认识加深,该行业迅速下滑。Wagner 及其同事于 19 世纪 60 年代首次报道了石棉接触与弥漫性恶性间皮瘤的发生有关[1],但 Mark 和 Yokoi[2] 提出了不同观点,认为并非所有的弥漫性恶性间皮瘤都与石棉接触有关。因为若所有的弥漫性恶性间皮瘤都与石棉相关的话,那么弥漫性恶性间皮瘤就成了单一原因引起的特殊肿瘤。事实上,已有充分证据证明部分弥漫性恶性间皮瘤与石棉接触无关,其证据如下:①某些国家长期以来女性弥漫性恶性间皮瘤的发生率维持不变,但其石棉接触程度远低于男性;②一些弥漫性恶性间皮瘤病例可以发生在无石棉接触人群,而肺组织的矿物纤维分析显示存在矿物纤维;③儿童和青少年自发性弥漫性恶性间皮瘤的潜伏期较石棉相关性恶性间皮瘤的潜伏期短;④弥漫性恶性间皮瘤的病例报道较石棉工业应用更早;⑤无论是野生还是驯养动物均可发生自发性弥漫性恶性间皮瘤[3-7]。

关于石棉接触与弥漫性恶性间皮瘤关系的报道大相径庭。在 Ratzer 等[8] 报道的 31 例弥漫性恶性间皮瘤中,仅 13% 的患者有石棉接触史。Borow 等[9] 回顾分析了 72 例弥漫性恶性间皮瘤,发现其中 60 例有石棉接触史。而在 Cochrane 和 Webster[10] 的研究中,70 例患者中有石棉接触史的占 99%。Tagnon 等的研究中 55/61 例(80%)弥漫性恶性间皮瘤患者有石棉接触史[11]。Oels[12]、Brenner[13] 以及 Newhouse 和 Thompson[14] 的研究中,患者的石棉接触分别为 27%、13% 和 44%。Peto 等[15] 收集了洛杉矶地区 116 例弥漫性恶性间皮瘤患者,通过调查患者及其近亲属发现,68% 患者有石棉接触史,22% 无石棉接触,其余 10% 无法确定是否有石棉接触。来自加拿大和美国一项 1960—1975 年的 668 例弥漫恶性间皮瘤患者的研究资料显示,男性患者石棉接触为 50%,而女性患者仅为 5%[16]。Spirtas 等[17] 进行的美国 280 例弥漫恶性间皮瘤病例-对照研究中,以电话方式随访患者近亲属以确定患者石棉接触情况,结果男性胸膜弥漫性恶性间皮瘤归因于石棉接触的危险度为 88%,但腹膜间皮瘤仅为 58%。女性患者(包括胸膜及腹膜恶性间皮瘤)归因于石棉接触的危险度为 23%。在法国,根据法国国家间皮瘤监测计划报告,男性和女性弥漫恶性间皮瘤患者的职业性石棉接触率分别为 83.2％和 38.4％[18]。在 Rake 等[19]进行的一项 622 例英国人群弥漫性恶性间皮瘤的病例-对照研究中,男女性归因于石棉接触的危险度分别为 86％及 38％。然而,作者亦同时指出,<70 岁的英国女性弥漫恶性间皮瘤的累计死亡率为美国的 3 倍之多(0.037％与 0.012％),提示 20 世纪 30 年代以后出生的 2/3 以上的英国女性弥漫性恶性间皮瘤系由石棉接触引起。这一数据比研究推测得出的数据 38％还要高,意味着至少 30％的英国女性弥漫性恶性间皮瘤是由环境性石棉接触或职业性环境的一过性/长期的石棉接触引起。

弥漫性恶性间皮瘤的年发生率为(1~4)/1 000 000[17,20,21]。一项关于 80 例儿童弥漫性恶性间皮瘤的研究报告显示,患儿年龄分布范围为 1~19 岁;发生部位:胸膜、腹膜及心包分别为 67.5％、25％及 7.5％[5]。Price 和 Ware[21]注意到,多数女性患者石棉接触方式包括在家庭中接触含有石棉的产品,一般性环境接触以及与接触石棉工业的家庭成员的间接接触。总之,由于石棉消费品的使用增多,使得美国女性石棉接触的机会增加。然而,通过年龄调整后的 SEER 数据分析发现[22],虽然石棉接触机会增加了,但女性弥漫性恶性间皮瘤的发病率并未明显上升。因此,石棉接触的增加并没有达到可以引起弥漫性恶性间皮瘤发病率上升的程度。

有病例对照研究结果显示,女性腹膜的弥漫性恶性间皮瘤与石棉接触的关系不大,且其特征与男性患者明显不同,比如生存期较男性患者长[23,24]。

结语

大多数男性胸膜弥漫性恶性间皮瘤由闪石石棉接触引起。对于腹膜弥漫性恶性间皮瘤,鉴于相关时间趋势,男女发生率以及石棉接触的流行病学证据都表明,多数腹膜弥漫性恶性间皮瘤与石棉接触无关。终生罹患胸膜及腹膜弥漫性恶性间皮瘤的概率为(3~4)/10 000[23,25]。据估计,特发性间皮瘤至少占美国所有弥漫性恶性间皮瘤的 20％~40％。

(刘伟 译,余英豪 校)

参考文献

1. Wagner JC, Sleggs CA, Marchand P. Diffuse pleural mesothelioma and asbestos exposure in the North Western Cape Province. *Br J Ind Med* 1960;17:260–271.
2. Mark EJ, Yokoi T. Absence of evidence for a significant background incidence of diffuse malignant mesothelioma apart from asbestos exposure. *Ann NY Acad Sci* 1991;643:196–200.
3. Gibbs AR, Jones JS, Pooley FD, et al. Non-occupation malignant mesotheliomas. *IARC Sci Publ* 1989;90:219–228.
4. Roggli VL, Sharma A, Butnor KJ, et al. Malignant mesothelioma and occupational exposure to

asbestos: a clinicopathologic correlation of 1445 cases. *Ultrastruct Pathol* 2002:26;55–65.

5. Fraire AE, Cooper S, Greenberg SD, et al. Mesothelioma of childhood. *Cancer* 1988;62:838–847.

6. Wagner E. Das tuberkelahnliche lymphadenom. *Arch Heilk* 1870;11:495–525.

7. Ilgren EB, Wagner JC. Background incidence of mesothelioma: animal and human evidence. *Regul Toxicol Pharmacol* 1991;13:133–149.

8. Ratzer ER, Pool JL, Melamed MR. Pleural mesotheliomas: clinical experiences with 37 patients. *Am J Radiol* 1967;99:863–880.

9. Borow M, Conston A, Livornes L, et al. Mesothelioma following exposure to asbestos: a review of 72 cases. *Chest* 1973;64:641–646.

10. Cochrane JC, Webster I. Mesothelioma in relation to asbestos fibre exposure: a review of 70 serial cases. *S Afr Med J* 1978;54:279–281.

11. Tagnon I, Blot WJ, Stroube RB, et al. Mesothelioma associated with the shipbuilding industry in coastal Virginia. *Cancer Res* 1980;40:3875–3879.

12. Oels HC, Harrison EG, Carr DT, et al. Diffuse malignant mesothelioma of the pleura: a review of 37 cases. *Chest* 1971;60:564–570.

13. Brenner J, Sordillo PP, Magill GB, et al. Malignant mesothelioma of the pleura: review of 123 patients. *Cancer* 1982;49:2431–2435.

14. Newhouse ML, Thompson H. Mesothelioma of pleura and peritoneum following exposure to asbestos in the London area. *Br J Ind Med* 1965;22:261–269.

15. Peto J, Henderson BE, Pike MC. Trends in mesothelioma in the United States, and the forecast epidemic due to asbestos during World War II. In: Peto R, Schneiderman M, eds., *Quantification of Occupational Cancer. Banbury Report 9*. New York, NY: Cold Spring Harbor Laboratory 1981:51–69.

16. McDonald AD, McDonald JC. Malignant mesothelioma in North America. *Cancer* 1980;46: 1650–1656.

17. Spirtas R, Heineman EF, Bernstein L, et al. Malignant mesothelioma: attributable risk of asbestos exposure. *Occup Environ Med* 1986;9:397–407.

18. Goldberg M, Imbernon E, Rolland P, et al. The French National Mesothelioma Surveillance Program. *Occup Environ Med* 2006;63:390–395.

19. Rake C, Gillam C, Hatch J, et al. Occupational, domestic and environmental mesothelioma risks in the British population: a case-control study. *Br J Cancer* 2009;100:1175–1183.

20. McDonald AD, McDonald JC. Malignant mesothelioma in North America. *Cancer* 1980;46: 1650–1656.

21. Price B, Ware A. Mesothelioma trends in the United States; an update based on surveillance, epidemiology and end-results program data for 1973 through 2003. *Am J Epidemiol* 2004;159: 107–112.

22. Price B, Ware A. Time trend of mesothelioma in the United States and projection of future cases: an update based on SEER data for 1973 through 2005. *Crit Rev Toxicol* 2009;39:576–588.

23. Kerrigan S, Turnnir R, Clement P, et al. Diffuse malignant epithelial mesotheliomas of the peritoneum in women. A clinicopathological study of 25 patients. *Cancer* 2002;94:378–385.

24. Weill H, Hughes JM, Churg A. Changing trends in U.S. mesothelioma incidence. *Occup Environ Med* 2004;61:438–441.

25. Moolgavkar SH, Meza R, Turim J. Pleural and peritoneal mesotheliomas in SEER: age effects and temporal trends, 1973–2005. *Cancer Causes Control* 2009;20:935–944.

第7章　SV40 病毒,疫苗接种与间皮瘤

▶ Richard L. Attanoos

猿病毒 40(sinian virus 40,SV40)是一种 DNA 多瘤病毒,发现于猴体内,因此采用猕猴短尾猴肾细胞培养物制作疫苗时常受到该病毒污染[1,2]。1955—1963 年,由于 Salk 和 Sabin 脊髓灰质炎和腺病毒疫苗被 SV40 污染,据统计有近 2000 万人接种了活 SV40 污染疫苗而受到感染[3]。SV40 可能与动物肿瘤的发生有关,包括弥漫性恶性间皮瘤在内的人类肿瘤中也可检测到该病毒[4,5]。医学科学界对于 SV40 在人类肿瘤发展中的作用存在分歧。本章通过对体外、体内实验和人体的研究结果进行评估,对赞成(表 7-1)或反对(表 7-2)SV40 为人类肿瘤,尤其是弥漫性恶性间皮瘤致癌因素的科学论点进行阐述。

表 7-1　SV40 会引起人类肿瘤的依据

- 体外研究表明,SV40 可诱导人类细胞转化,SV40 为一种转化病毒
- 体内接种实验证明,SV40 能引发仓鼠发生肿瘤(肉瘤、室管膜瘤、淋巴瘤及恶性间皮瘤)
- 40 多个实验室已在人类肿瘤中检测出 SV40;许多实验室证明 SV40 与恶性间皮瘤或其他肿瘤有关,SV40 能诱导动物发生这些肿瘤
- SV40-转化细胞接种后能诱导人类发生肿瘤

表 7-2　SV40 不会引起人类肿瘤的证据

- 根据国际 SV40 工作小组的发现,SV40 的检出与弥漫性恶性间皮瘤没有必然的联系
- 一些研究显示,正常和肿瘤组织中检出 SV40 的频率相当
- 在人类尚未见 SV40 和弥漫性恶性间皮瘤存在流行病学相关性的报道

　　赞成 SV40 能引起人类弥漫性恶性间皮瘤观点的学者坚称 SV40 对人类肿瘤的发生起直接作用。而在弥漫性恶性间皮瘤中,这种致癌活性与石棉相当。

　　持反对观点的学者则认为,即使 SV40 的 DNA 序列存在于人类弥漫性恶性间皮瘤中,也不能证明其存在空间上的关联,即肿瘤细胞内存在致瘤病毒并不能证明它一定会引发肿瘤。

支持 SV40 会引起人类弥漫性恶性间皮瘤的证据

SV40 感染与细胞转化

SV40 能否引起人类肿瘤这一观点存在争议。SV40 在不同细胞中所产生不同的作用取决于它们是否受纳、不受纳或半受纳该病毒[6]。天然的宿主细胞能受纳病毒,因此病毒感染的猿细胞被溶解。在不受纳的啮齿动物中,SV40 引起细胞转化及分裂,但感染的细胞不能支持病毒复制,因此子代细胞又恢复到正常表型。培养的人类细胞为半受纳细胞,它们能被转化并维持低水平的病毒复制,仅在 SV40 整合到宿主基因组中才会发生恶性转化。SV40 感染人类的间皮细胞所引起的病毒复制及细胞死亡都很有限。但如果 100% 受感染的细胞出现 SV40 肿瘤抗原(大 T 与小 t 抗原)表达时,会导致较高的转化率(1/1000 个细胞)(图 7-1)。

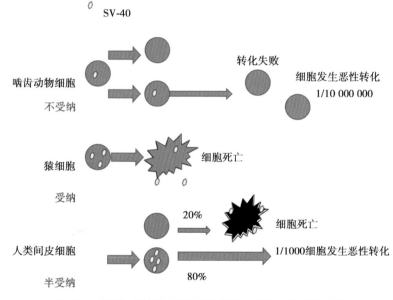

图 7-1　SV40 在受纳、不受纳和半受纳宿主中的感染后果

SV40 的致癌机制

SV40 诱导细胞转化的能力依赖于 SV40 的肿瘤大 T 抗原[7]。大 T 抗原为存在于感染和转化细胞的细胞核中分子量为 90kDa 的蛋白质,小 t 抗原能够在感染和转化细胞的细胞质中被检出,分子量为 19kDa。小 t 抗原有增强大 T 抗原生成及转化能力,部分与小 t 抗原能够使 p53 失活有关[8]。SV40 大 T 抗原能够与不同抑制基因如 p53、Rb 和 p107 结合,并能使 p53、Rb 家族、p107、p130 和 RASSFIA 失活[9]。此

外,SV40 能够诱导端粒酶活性并引起细胞膜上的 met、notch1 和 IGF-1R 活化。这些癌基因和生长因子的活化随后激活了 ERK 激酶通路和 AP1 活性,从而诱导细胞分裂。据推测,由于石棉同样能引起 EGF 受体激活和 AP1 活化,因此认为 SV40 大 T 抗原和石棉在诱导弥漫性恶性间皮瘤中的作用机制相似[10]。

SV40 与细胞增殖失调、细胞分裂增多和延长细胞存活时间有关。赞成 SV40 具有致癌性观点的学者指出,在一些肿瘤和组织中检出 SV40,这越来越多的证据表明 SV40 是一种病原体,这些证据的分量远远超过 SV40 只是一种载体的争论。

SV40 的特异性

已在胸膜弥漫性恶性间皮瘤、骨肉瘤、室管膜瘤、脉络丛肿瘤以及不同类型非霍奇金淋巴瘤组织中检测出 SV40 DNA 序列[11-15]。相反,通过包括免疫组化、原位杂交和原位 PCR 在内的不同技术证明 SV40 不存在于间质纤维母细胞中,显而易见 SV40 不是污染带来的。40 多个不同实验室在平均一半的选择性肿瘤病例中检测到 SV40 DNA 序列,电镜检查亦证实在阳性病例中存在 SV40 病毒。

由于奥地利、土耳其和芬兰这些地区都未曾使用 SV40 污染的脊髓灰质炎病毒疫苗,因此来自这些地区相似肿瘤病例 SV40 呈阴性结果,支持者根据这种地理差异,认为 SV40 感染与致病相关。

在人类志愿者中,SV40-转染人细胞能够诱导皮下肿瘤,表明 SV40 能够感染人类细胞并诱发人类肿瘤[16]。

认为 SV40 不会引起人类弥漫性恶性间皮瘤的证据

一些研究人员一直未能在弥漫性恶性间皮瘤中检测出 SV40 样病毒序列[17,18],而 PCR 技术由于易受到污染且敏感性高使结果受到质疑。持对立观点的学者试图利用这些因素来反对支持者文献中的观点,即将假阴性归因于分析失败及低敏感性。1997 年,国际 SV40 工作小组对分析误差,特别是室间误差进行了规范[19]。美国癌症研究所资助了 9 个实验室进行标本双盲 SV40 分析工作。每个实验室检测 25 对人恶性间皮瘤重复样本,25 个正常肺组织样本以及阳性和阴性对照样本。结果显示无一例弥漫性恶性间皮瘤样本全为 SV40 阳性。并且一些研究人员还发现,同一例组织标本在变换检测方法后会得出相矛盾的结果(如通过再次检测发现最初的检测结果为假阴性)。

迄今为止,还没有流行学证据支持接种受污染疫苗会增加人类患癌症的风险。1963 年 Fraumeni 对免疫接种达 4 年时间,年龄＜25 岁人群的癌症死亡率进行了研究[20],发现人群中结缔组织、肾脏和脑肿瘤病例死亡率没有改变。但该研究结果的局限性是疫苗应用后的潜伏期和随访时间较短。于是,1970 年 Fraumeni 又重新对 1955 年一组年龄为 6～8 岁儿童的小样本进行了分析,再次得出结论,即接种疫苗的儿童患癌症的几率没有增加[21]。在美国接种污染疫苗的一些州癌症发病率有升高,但是在疫苗接种前后都存在这样的情况。对出生第 1 周内接种疫苗的新生儿进行更长期的随访,发现 20 年后癌症死亡率并未增加[22]。1998 年 Strickler 等[23]根据监测、流行病学和最终结果(Surveillance,Epidemiology and End Results,SEER)项目、康涅狄格州肿瘤登记处和美国死亡统计部门提供的综合数据,对含有 SV40 DNA 的特定癌症发生率进行了回顾性队列研究,研究人数约占美国总人口的 10%。结果发现在随访 30 年后无论是否接种 SV40 污染的疫苗,弥漫性恶性间皮瘤、骨肉瘤和室管膜瘤的发生率并无明显增加。由于这些结果缺乏年龄校正,并存在潜在的数据滥用,因此受到广泛质疑。1999 年,Fisher 等[24]利用 SEER 数据研究了 20 年间(1973—1993)癌症发生率的趋势及其与 SV40 相关的特定肿瘤的发生率。他们发现各部位肿瘤年龄校正发生率都有所增加,弥漫性恶性间皮瘤、室管膜瘤和骨肿瘤分别增加了 90%、25% 和 23%,而骨肉瘤保持稳定并略有增加(2.4%)。总体而言,这些数据对于任何肿瘤都未达到统计学意义。瑞典的一项研究统计了从 1957 年起接种 SV40 污染的脊髓灰质炎疫苗的儿童在 1960—1990 年的癌症发生率,发现弥漫性恶性间皮瘤和室管膜瘤发生率没有增加,只是其他脑部肿瘤发生率出现增加[25]。丹麦针对那些接种 SV40 污染疫苗的人群进行的流行病学研究显示,其总的癌症发生危险要比未接种的人群低,并且与那些未接种病毒污染疫苗的人群相比,间皮瘤、室管膜瘤、骨肉瘤和非霍奇金淋巴瘤发生率并没有增加[26]。

结语

　　现有的科学证据表明,SV40 单独诱导人类发生弥漫性恶性间皮瘤依据尚不充分。但有理由认为,SV40 在弥漫性恶性间皮瘤的发生中的作用机制可能与石棉相同。肿瘤组织中检出 SV40 并不能证明二者具有因果关系。一些研究者认为 SV40 也许是一个"无辜的过客病毒",这个观点有流行病学证据的支持,如未能证明一些特定肿瘤(可检出 SV40 的肿瘤)发病率增加。但值得注意的是,这些流行病学研究是有缺陷的,因为非感染群体中的感染人群是未知的,还需要进一步通过大宗年龄匹配样本的研究来评估肿瘤的发生率,从而增加数据的说服力。由于弥漫性恶性间皮瘤属于罕见肿瘤,诊断困难,风险评估又不准确,因此针对弥漫性恶性间皮瘤的特定研究是很受制约的。加上大多数弥漫性恶性间皮瘤与闪石石棉接触有密切的关系,决定了要确定 SV40 对肿瘤发生的独立效应,这甚至在未来数十年内都是可望而不可即的。

（陈瑚　译,余英豪　校）

参考文献

1. Sweet BH, Hilleman MR. The vacuolating virus, SV40. *Proc Soc Exp Biol Med* 1960;105:420–427.

2. Eddy BE, Borman GS, Grubbs GE, et al. Identification of the oncogenic substance in rhesus monkey kidney cell cultures as simian virus 40. *Virology* 1962;17:65–75.

3. Shah K, Nathanson N. Human exposure to SV40: review and comment. *Am J Epidemiol* 1976;103: 1–12.

4. Gerber P, Kirschstein RL. SV40 induced ependymomas in newborn hamsters. *Virology* 1962;18: 582–588.

5. Carbone M, Pass HI, Rizzo P. Simian virus 40 like DNA sequences in human pleural mesothelioma. *Oncogene* 1994;9:1781–1790.

6. Carbone M, Rizzo P, Pass HI. Simian virus 40, polio vaccines, and human tumours; a review of recent developments. *Oncogene* 1997;15:1877–1888.

7. Simmons DT. Transformation of polyoma viruses. In: Barbanti-Brodano G, Bendinelli M, Frieman H, eds., *DNA Tumors Viruses Oncogenic Mechanisms*. New York, NY: Plenum Publishing Company; 1995:27–50.

8. Tieman F, Zerrhan J, Deppert W. Cooperation of simian virus 40 large and small T antigens in metabolic stabilization in tumour suppressor p53 during cellular transformation. *J Virol* 1995;69:6115–6121.

9. Lill NH, Tevethia MJ, Eckner R, et al. P300 family members associate with the carboxyl terminus of SV40 large tumour antigen. *J Virol* 1997;71:129–137.

10. Carbone M, Pass HI, Mielel L, et al. New developments about the association of SV40 with human mesothelioma. *Oncogene* 2003;22:5173–5180.

11. Carbone M, Rizzo P, Procopio A, et al. SV40 like sequences in human bone tumors. *Oncogene* 1996;13:527–535.

12. Cristaudo A, Vivaldi A, Sensales G, et al. Molecular biology studies on mesothelioma tumor samples: preliminary data on H-ras, p21 and SV40. *J Environ Pathol Toxicol Oncol* 1996;14:29–43.

13. Testa JR, Carbone M, Hirvonen A, et al. A multi-institutional study confirms the presence and expression of simian virus 40 in human malignant mesothelioma. *Cancer Res* 1998;58:4505–4509.

14. Galateau Salle F, Bidet P, Iwatsubo Y, et al. SV40 like DNA sequences in pleural mesothelioma, bronchopulmonary carcinoma and non-malignant pulmonary diseases. *J Pathol* 1998;184: 252–257.

15. De Luca A, Baldi A, Esposito V, et al. The retinoblastoma gene family pRb/p105, p107, pRb2/p130 and simian virus 40 large T antigen in human mesotheliomas. *Nat Med* 1997;3:913–916.

16. Jensen F, Koprowski H, Pagano JS, et al. Autologous and homologous implantation of human cells transformed in vitro by SV40. *J Natl Cancer Inst* 1964;32:917–925.

17. Strickler HD, Goedert JJ, Fleming M, et al. Simian virus 40 and pleural mesothelioma in humans. *Cancer Epidemiol Biomarkers* 1996;5:473–475.

18. Krainer M, Schenk T, Zielinski CC, et al. Failure to confirm presence of SV40 sequences in human tumors. *Eur J Cancer* 1995;31A:1893.

19. The International SV40 Working Group. A multicenter evaluation of assays for detection of SV40 DNA and results in masked mesothelioma specimens. *Cancer Epidemiol Biomarkers Prev* 2001;10(5):523–532.

20. Fraumeni JF, Ederer F, Miller RW. An evaluation of the carcinogenicity of simian virus 40 in man. *JAMA* 1963;185:713–718.

21. Fraumeni JF, Stark CF, Gold E, et al. Simian virus 40 in poliovaccine: follow up of newborn recipients. *Science* 1970;167:59–60.

22. Mortimer EA Jr, Lepow ML, Gold E, et al. Long term follow-up of persons inadvertently inoculated with SV40 as neonates. *N Engl J Med* 1981;305:1517–1518.

23. Strickler HD, Rosenberg PS, Devesa GG, et al. Contamination of polio virus vaccines with simian virus 40 (1955–1963) and subsequence cancer rates. *JAMA* 1998;279:292–295.

24. Fisher SG, Weber L, Carbone M. Cancer risk associated with simian virus 40 contaminated polio vaccine. *Anti Cancer Res* 1999;19:2173–2180.

25. Olin P, Giesecke J. Potential exposure to SV40 in polio vaccines used in Sweden during 1957—no impact on cancer incidence rates 1960–1993. *Dev Biol Stand* 1998;94:227–233.

26. Engels EA, Katki HA, Nielsen NM, et al. Cancer incidence in Denmark following exposure to polio virus vaccine contaminated with simian virus 40. *J Natl Cancer Inst* 2003;95:24.

第8章 医学法律问题

▶ Timothy Craig Allen
▶ Richard L. Attanoos

　　在西方国家,弥漫性恶性间皮瘤的诊断几乎都要涉及一些法律问题。病理诊断工作者必须深刻了解并承受在诊断过程中可能面临的潜在压力。一些案例只是到了提示患者可能患有弥漫性恶性间皮瘤以及最后确诊为弥漫性恶性间皮瘤之前律师才开始介入。是否要求律师早期介入,患者及其亲属在面对胸腔积液和胸膜增厚需要考虑弥漫性恶性间皮瘤鉴别诊断时的态度是不同的,他们可能游说诊断。还有一些案例,患者的外科医师或其他治疗医师可能会极力说服,以迫使病理医师做出弥漫性恶性间皮瘤的诊断。由于弥漫性恶性间皮瘤罕见,拟为间皮瘤的诊断常常引起病理医师异常兴奋,甚至使得一些粗心的病理医师成为受害者。

　　在任何情况下,弥漫性恶性间皮瘤都只能是鉴别诊断,病理医师必须理解这种外界压力,并谨慎地加以处理。在绝大多数病例中,弥漫性恶性间皮瘤最终需要鉴别的,主要是与胸膜转移性恶性肿瘤或纤维性胸膜炎的鉴别。病理医师必须认识到,弥漫性恶性间皮瘤属于罕见的诊断,要了解什么是准确诊断所必需的,要像其他诊断一样以从容和公正的方式进行最后有效的诊断。最直截了当的做法,是向有弥漫性恶性间皮瘤诊断专长的肺部病理专家进行咨询,此堪称明智之举。

　　由于弥漫性恶性间皮瘤的诊断需要一些时间,因此确保外科医师和其他治疗医师了解病例的诊断状态是很重要的,这样可以让患者及其亲属放心,医师所做的这一切都是为了获得准确的诊断。

　　一旦涉及弥漫性恶性间皮瘤的诉讼程序,负责诊断的病理医师不大可能被牵涉,因为关于诊断准确性的任何争议都将发生在肺部病理鉴定专家之间。尽管如此,最初的诊断,病理医师需要做的重要事情就是对胸膜病例的资料进行充分整理,不论最后诊断是弥漫性恶性间皮瘤,还是其他一些酷似弥漫性恶性间皮瘤的肿瘤性或非肿瘤性胸膜病变(图 8-1～图 8-8),都要清晰记录所有发现。在最初诊断时寻求合适的专家咨询是很有必要的。的确,在所有包含弥漫性恶性间皮瘤鉴别诊断的胸膜病变病例中,一份清晰的外科病理报告,如果诊断不是弥漫性恶性间皮瘤,可以帮助提早

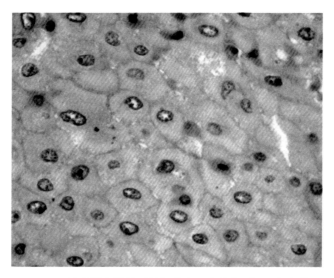

图 8-1　蜕膜样弥漫性恶性间皮瘤。注意与图 8-2 相比较

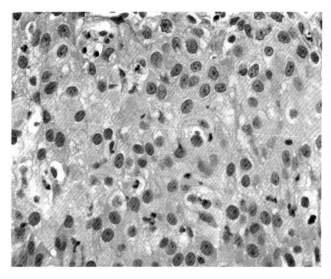

图 8-2　鳞状细胞癌胸膜转移。注意与图 8-1 相比较

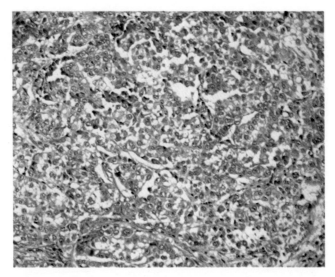

图 8-3   透明细胞型弥漫性恶性间皮瘤。注意与图 8-4 相比较

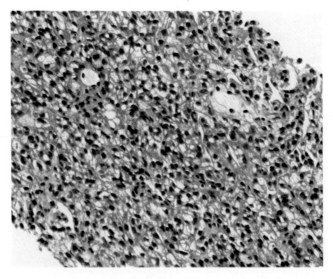

图 8-4   肾细胞癌胸膜转移。注意与图 8-3 相比较

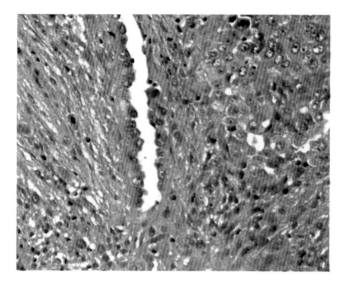

图 8-5　双相型弥漫性恶性间皮瘤。注意与图 8-6 相比较

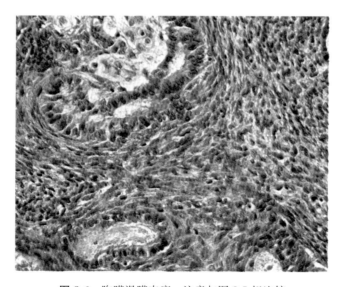

图 8-6　胸膜滑膜肉瘤。注意与图 8-5 相比较

图 8-7　上皮样型弥漫性恶性间皮瘤。注意与图 8-8 相比较

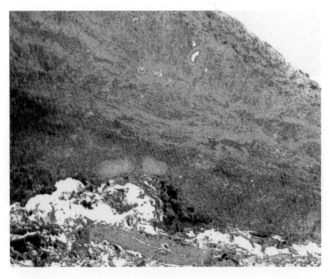

图 8-8　肺原发假间皮瘤样腺癌。注意与图 8-7 相比较

了结病例；如果明确为弥漫性恶性间皮瘤诊断则有助于病例的早期处置。无论诊断结果如何，只有通过减少诉讼费用和加快诉讼过程才能获得社会效益。

即使是有疑问的病例，但如果病变取材得当，免疫组织化学选择适宜，以及病理报告措词清楚，这些都足以促使肺部病理鉴定专家提供强有力的专家意见，同样有助于有效地处理诉讼并节约成本。

（丁然　译，余英豪　校）

第二部分

组织病理学

第9章 浆膜活检的诊断思路

▶ Richard L. Attanoos

合适的胸膜活检需要在标本中见到良好的间皮结构,通常需要通过开放性活检、腹腔镜、胸腔镜或影像学引导下穿刺活检获得。静态的间皮细胞通常为单层立方上皮(图 9-1)。细针穿刺胸膜标本若绝大部分为肌肉和脂肪组织,而不含间皮细胞,则可报告为标本不满意。一般来说,与其他组织病理学分支一样,病变部位活检的组织越大越多,做出正确及明确诊断的概率就越高。在一项对比研究中,对比了 45 例证实为弥漫性恶性间皮瘤患者生前穿刺活检与死亡后标本诊断的阳性率,结果显示细针穿刺活检的阳性率仅为 16%,而死亡后开放活检的阳性率则高达 95%~100%[1]。另一项研究 188 例患者细针穿刺活检的阳性率仅为 21%,而较大的胸腔镜标本的阳性率为 98%[2]。活检标本的大小影响诊断结果,并且还与活检方法、操作者的技术和经验有关。

胸膜活检最常见的人工假象为组织挤压或组织移位。比如见到受挤压的从皮肤牵扯下来胞膜呈嗜酸性的表皮细胞,若与下方的梭形细胞同时存在,就可能被误认为是胸膜组织而不是胸壁组织。炎症细胞受挤压时亦可能被考虑为转移性小细胞癌或隐匿性淋巴组织增生性疾病,这些情况都需进一步行免疫组织化学评价。

在标本评估认为足以诊断后,进而需要重点考虑的就是确定穿刺组织为恶性或为反应性上皮细胞,是梭形细胞增生还是混合有双相分化成分(图 9-2;表 9-1~表 9-3)。

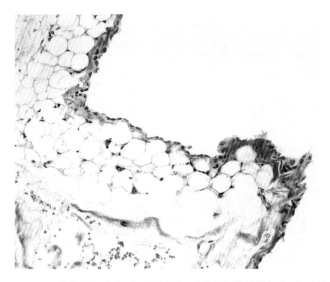

图 9-1　静态的间皮细胞表现为位于网膜脂肪结缔组织表面的薄层淡染细胞

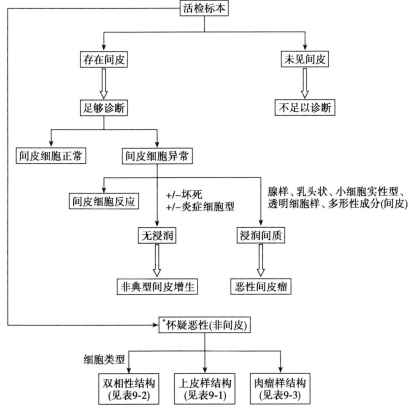

图 9-2　浆膜活检标本的判读思路

表 9-1　上皮样细胞形态学的诊断思路

间皮瘤	鉴别诊断	间皮瘤	鉴别诊断
腺样型	腺癌	透明细胞型	癌
	肺		肾
	结肠		肺
	肾		黑色素瘤(透明细胞肉瘤)
	卵巢		生殖细胞肿瘤
	前列腺		"Pecoma"
	间皮增生	淋巴组织细胞	淋巴上皮癌
实性上皮样型	癌	样型	胸腺上皮样肿瘤
	黑色素瘤		生殖细胞肿瘤
	生殖细胞肿瘤		淋巴瘤
	结节性间皮细胞增生		炎症反应
小细胞性型	癌	多形性	癌
	淋巴瘤		黑色素瘤
	Askin 瘤		肉瘤
	促纤维增生性小圆细胞		淋巴瘤
	肿瘤		生殖细胞肿瘤

译者注:"Pecoma"为血管周上皮样细胞肿瘤(perivascular epithelioid cell tumor)的缩写

表 9-2　双相分化形态学的诊断思路

鉴别诊断	上皮样血管肉瘤
肉瘤样癌	癌肉瘤
肺	恶性混合性 mullierian 肿瘤
肾脏	生殖细胞肿瘤
癌伴有促纤维间质反应	细胞纤维性胸膜炎及间皮细胞
双相型滑膜肉瘤	增生

表 9-3　肉瘤样形态学的诊断思路

鉴别诊断	血管肉瘤
肉瘤样癌	硬纤维瘤
肉瘤	黑色素瘤
单相型滑膜肉瘤	细胞纤维性胸膜炎
孤立性纤维性肿瘤	腹膜后纤维化

上皮样细胞增生

　　如果存在上皮样细胞增生,要明确其基本性质,即增生细胞是间皮细胞,还是上皮细胞或其他组织学成分。对于有经验的医师,他们可以通过细胞形态学特征将反应性上皮样间皮细胞与组织细胞、转移癌和其他上皮样恶性肿瘤区分开来。然而,由于反应性间皮细胞会出现明显的细胞异型,而弥漫性恶性间皮瘤细胞亦可相对温和,因此单凭形态学特点判断有其局限性。正是这种重叠性存在(图 9-3、图 9-4),仅依靠脱落细胞学诊断弥漫性恶性间皮瘤需要非常谨慎,因为脱落细胞学无法判断明确的浸润,而肿瘤浸润又恰恰是判断恶性的唯一确切标准。事实上,基于细胞学标本来诊断弥漫性恶性间皮瘤是不可能的,因此不作推荐。此外,肉瘤样型弥漫性恶性间皮瘤在脱落细胞学标本中很少出现有诊断意义的特征,在这种情况下,阴性结果并不能说明什么问题。免疫组织化学对区分间皮反应性增生与肿瘤性增生具有重要作用,并且还有助于确定肿瘤组织来源。免疫组织化学应用将在第 12 章中详细介绍。

活检诊断最终应结合临床、影像学和标本取样过程中的直接观察所见[如胸科和(或)腹部外科的意见]做出。最简单的办法是召开包括临床、肿瘤科、外科、影像科和病理科医师在内的多学科会议。诊断决定的做出部分将受到相关医学状况的影响。例如,气胸患者可出现大量的间皮细胞增生伴反应性嗜酸性粒细胞胸膜炎表现(图9-5)。反应性和恶性间皮瘤细胞增生的鉴别常常发生困难,尤其是小的穿刺标本。需要牢记的是间皮反应性增生和恶性间皮瘤可以同时存在,如恶性间皮瘤偶尔可与气胸并存[3]。大量的嗜酸性粒细胞浸润(常见于气胸后)还可见于某些药物反应、自身免疫性疾病患者、寄生虫感染以及一些罕见的淋巴造血系统疾病(特别是髓细胞白血病、T细胞淋巴瘤和霍奇金淋巴瘤)。大量的淋巴样细胞浸润可能提示肺结核和(或)淋巴细胞增生性疾病。血液病理专家早期介入将有助于做出准确诊断,同时,通过多色免疫荧光流式细胞仪分析、细胞遗传学分析和常规免疫组化检查将加快诊断过程。

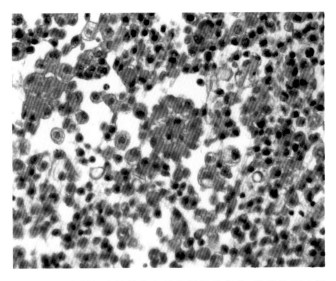

图 9-3 上皮样细胞呈单个和桑葚样巢状分布,脱落的间皮细胞显示细胞间"窗"。随后的活检证实为弥漫性恶性间皮瘤

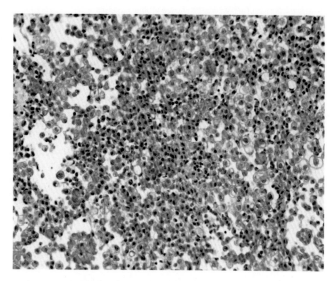

图 9-4 细胞学制片显示呈片状散在分布的上皮样间皮细胞，随后诊断为反应性增生

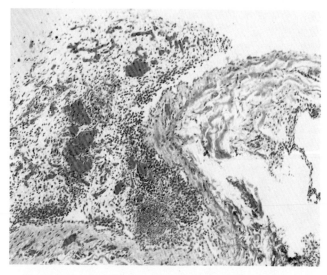

图 9-5 继发气胸引起大量的反应性间皮细胞增生

胶原血管性疾病患者可出现胸腔积液和大量的间皮细胞增生伴组织细胞、丰富的中性粒细胞浸润和坏死碎屑形成。伴有坏死应特别怀疑存在恶性肿瘤，但类风湿结节和结核性胸膜炎也可见到坏死。

大面积的坏死可能影响恶性肿瘤的诊断，因为几乎没有多少细胞可供形态学或免疫表型评价。然而，实性区域坏死中见到间皮细胞则恶性肿瘤的可能性增加（尽管可能存在肺结核,胶原血管性疾病等)。有时手术时间过长,胸膜也会出现急性炎症改变,但这不能作为感染存在的依据。

在胸膜和腹膜,反应性间皮细胞的出现可见于任何原因的反复炎症刺激引起的胸腔积液、间皮细胞增殖和修复性纤维化等情况。腹膜显著的间皮细胞增生可能与肝硬化腹水、子宫内膜异位症及大网膜-肠系膜的蜕膜样反应有关[4]。大量的间皮细胞增生也可见于疝囊组织(所谓结节性组织细胞性间皮增生)和心包[5]。偶尔这些反应性间皮细胞增生可出现明显异型性,酷似恶性肿瘤。重要的是要了解临床是否做出弥漫性恶性间皮瘤的诊断,这个诊断是否经过认真考虑,若临床医师更倾向于良性,那么病理科医师做出弥漫性恶性间皮瘤的诊断是很牵强的。偶尔,胸膜活检会出现与胸膜表面平行的切片,这可能会产生间皮细胞形成实性肿瘤的错误印象。

弥漫性恶性间皮瘤可能累及肺并在肺泡内生长,酷似于机化性肺炎和脱屑性间质性肺炎[6]。考虑恶性肿瘤时需关注的病理形态学特征包括:①细胞增殖的程度和复杂性;②细胞异型性;③带状分布;④是否存在炎症及其程度如何;⑤浸润性。

反应性间皮增生细胞分布通常为平行分层或片状,若胸膜活检组织中出现复杂的乳头状结构往往提示为恶性。细胞多形性、核分裂和炎症反应对区别良恶性间皮增生帮助不大。事实上,如果重度炎症存在,并伴有间皮增生则诊断上要特别谨慎。弥漫性恶性间皮瘤可以合并脓胸,而叠加的炎症可能掩盖弥漫性恶性间皮瘤的存在。明确的浸润如脂肪、胸壁肌肉或肺实质浸润则可确诊为恶性。

浆膜活检中,浆膜全层间皮细胞增殖或形成间质结节几乎均为恶性表现,而间皮细胞增生位于腔面相关区域可以为良性或恶性(图 9-6)。间质浸润可与炎症过程中

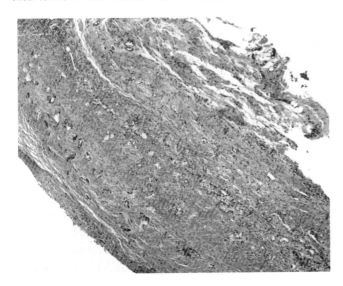

图 9-6　胸膜恶性间皮瘤明显浸润。表面部分细胞呈线样排列,酷似良性间皮增生或间皮内陷(左上),但存在深部浸润(右下)

进入纤维组织中的间皮细胞相混淆,但后者常常呈线性排列并与表面平行。需要注意,邻近细针穿刺活检部位可发生人工间皮移位。

淋巴结内出现的间皮细胞可酷似转移性弥漫性恶性间皮瘤,判断时必须谨慎。这些间皮细胞通常仅限于包膜下窦或沿窦间隙分布,淋巴结结构没有破坏,免疫组织化学可界定其良性特征。

浆膜上皮样肿瘤的诊断思路

上皮样型弥漫性恶性间皮瘤与不同类型的癌及其他上皮样恶性肿瘤的鉴别需要必要的辅助检查。浆膜组织上皮样恶性肿瘤通常为转移性癌或弥漫性恶性间皮瘤。这两类肿瘤细胞角蛋白均为阳性,但如果弥漫性恶性间皮瘤为上皮样形态,其广谱 CK 以及至少 1 种以上常用的间皮标志物(钙结合蛋白、CK5/6、WT-1、D2-40)会阳性。因此,如果浆膜的上皮样恶性肿瘤多种细胞角蛋白为阴性,则要谨慎考虑可能不是弥漫性恶性间皮瘤或癌,而是其他类型的肿瘤,如恶性黑色素瘤、恶性血管肉瘤(低级别上皮样血管内皮瘤或高级别上皮样血管肉瘤)、原始神经外胚层肿瘤(Askin 瘤)或某些类型的非霍奇金淋巴瘤(特别是间变性大细胞淋巴瘤)(表 9-1)。

弥漫性恶性间皮瘤自身存在不同的形态特征和亚型,因此需要多部位广泛采样,特别是肿瘤以肉瘤样成分占优势时(不容易明确诊断),切除标本或尸检材料可以加以利用。已知弥漫性恶性间皮瘤的上皮样成分比较容易通过免疫组织化学标记和其他辅助手段得到确认,因此仔细寻找上皮样成分是值得的,即使上皮样成分仅占肿瘤的很小部分。

在弥漫性恶性间皮瘤中寻找上皮样成分有时较为困难,但上皮样肿瘤中常常容易见到淋巴管瘤栓,因此可重点寻找。除主体肿瘤外,淋巴结转移性肿瘤组织亦可用于免疫组织化学诊断。在坏死区以及胸膜弥漫性恶性间皮瘤浸润肺实质部分的免疫组织化学判读上要特别注意,因为这部分不可避免地会有细胞内陷其中。

弥漫性恶性间皮瘤的形态学亚型多无明显的预后意义(促纤维增生型弥漫性恶性间皮瘤预后不良除外)。相反,这些亚型能让病理医师更加深刻认识到,弥漫性恶性间皮瘤的肿瘤组织发生学存在很大差异,且大多数与石棉无关。

免疫组化抗体组合应用取决于肿瘤形态学、患者性别和肿瘤的解剖学部位。尤其是在女性腹膜,弥漫性恶性间皮瘤需与原发和继发 Mullerian 肿瘤(主要是浆液性癌)相鉴别。但这并非那么简单,由于肿瘤也属于体腔来源,其形态学和免疫表型特征相似,因此需要使用一系列免疫组织化学标志物对可疑弥漫性恶性间皮瘤进行诊断。采用一组免疫标志物比单独依靠肿瘤形态学做出的诊断要更为准确。国际间皮瘤协会建议至少使用 2 种间皮阳性标志物和包括广谱 CK 在内的 2 种上皮阳性标志物[7]。由于商用的抗体有许多种，个体抗体的选择将取决于病理医师个人喜好和实验室经验。一些标志物特异性和敏感性比另一些标志物要低，病理医师应时刻注意潜在的假阳性和假阴性率。免疫组织化学、分子细胞遗传学检测以及弥漫性恶性间皮瘤的鉴别诊断将在其他章节中详细阐述。

浆膜双相型及肉瘤样型肿瘤的诊断思路

就浆膜双相型及肉瘤样型肿瘤而言，鉴别诊断通常是弥漫性恶性间皮瘤、肉瘤样癌与肉瘤之间的鉴别。反应性病变可以酷似各种形态学的肿瘤，特别是慢性纤维性胸膜炎非常酷似促纤维增生型弥漫性恶性间皮瘤。对特定的解剖部位和性别，应想到一些特殊肿瘤的可能。如女性腹膜的恶性混合性 Mullerian 肿瘤（癌肉瘤）以及恶性畸胎样生殖细胞肿瘤比对应胸膜部位发生的这些肿瘤要常见的多。而双相型和肉瘤样型弥漫性恶性间皮瘤在腹膜则很罕见。免疫组织化学和分子细胞遗传学检测对这些肿瘤的评价具有重要作用，这会在其他章节中讨论（表 9-2、表 9-3）。

石棉接触史对浆膜活检可疑弥漫性恶性间皮瘤的评价作用

大多数弥漫性恶性间皮瘤与之前的石棉接触相关，相关强度随肿瘤解剖部位、性别、石棉纤维类型和工艺不同而变化[8,9]。流行病学和矿物学的研究表明，男性弥漫性恶性间皮瘤大多由角闪石引发。一些专家认为，几乎所有的弥漫性恶性间皮瘤与石棉有关[10]。而许多专家却相信自发性或特发性间皮瘤的存在，并强调了这些非石棉相关的危险因素（如接触毛沸石环境、辐射和 SV40 接种）对疾病的作用[11-13]。

据估计，终生胸膜、腹膜弥漫性恶性间皮瘤加在一起的发生率为（3～4）/10 000[9,14]。就腹膜弥漫性恶性间皮瘤而言，相关时间趋势、男女发病率和石棉接触的流行病学证据都表明，大多数腹膜弥漫性恶性间皮瘤可能与石棉无关。

相对于石棉与胸膜弥漫恶性间皮瘤的相关性，石棉与腹膜肿瘤的相关性要低得多。腹膜弥漫性恶性间皮瘤明显地与较长期的石棉和商用角闪石的累积接触史有关，但与温石棉（纤蛇纹石）接触之间没有明显的流行病学关联。

由于石棉和弥漫性恶性间皮瘤之间的关联性，因此病理医师把石棉接触史作为弥漫性恶性间皮瘤的诊断标准的例子也屡见不鲜。毫不夸大地说，这是不正确或有缺陷的。肿瘤病理诊断主要结合形态学所见及其辅助信息，如黏蛋白，免疫组织化学,电子显微镜和分子分析结果。只要有足够的病理组织可供诊断,石棉接触史是无关紧要的,绝不应该用以推翻另一个诊断。

只有在诊断性病理组织不足时,石棉接触史方可作为临床决定诊断过程的一个因素。如果患者有石棉接触史,并且影像学显示为弥漫性胸膜肿瘤,而弥漫性恶性间皮瘤又最常表现为这样的影像学特征,那么这就成了"有缺陷"的临床诊断。或许这会提示临床医师需要一个组织诊断,而弥漫性恶性间皮瘤诊断的"金标准"是组织活检结果。细胞学标本有局限性,不能作出明确诊断。因此,病理医师需要有足够的警惕性,一旦误诊则会产生严重的医学和法律后果。

在腹膜及其他部位的浆膜,弥漫性恶性间皮瘤远较转移癌(胃肠道、胰腺或卵巢来源)及其他类型肿瘤少见。因此,弥漫性恶性间皮瘤不应留下"有缺陷"的诊断,而需要更进一步的检查,尤其是活检诊断是必要的。

(陈瑚 译,余英豪 校)

参考文献

1. Attanoos RL, Gibbs AR. The comparative accuracy of different pleural biopsy techniques in the diagnosis of malignant mesothelioma. *Histopathology* 2008;53:340–344.
2. Boutin C, Rey F. Thoracoscopy in pleural malignant mesothelioma: a prospective study of 188 consecutive patients. *Cancer* 1993;72:389–393.
3. Sheard J, Taylor W, Soorae A, et al. Pneumothorax and mesothelioma in patients over the age of 40. *Thorax* 1991;46:584–585.
4. Clement PB. Endometriosis, lesions of the secondary Mullerian system and pelvic mesothelial proliferations. In: Kurman RJ, ed. *Blaustein's Pathology of the Female Genital Tract.* 5th ed. New York, NY: Springer Verlag; 2002:729–789.
5. Rosai J, Dehner LP. Nodular mesothelial hyperplasia in hernia sacs. A benign reactive condition stimulating a neoplastic process. *Cancer* 1975;35:165–172.
6. Nind N, Attanoos RL, Gibbs AR. Unusual intraparenchymal growth patterns of malignant pleural mesothelioma. *Histopathology* 2003,42:150–155.
7. Husain AN, Colby TV, Ordonez GN, et al. Guidelines for pathologic diagnosis of malignant mesothelioma: a consensus statement from the International Mesothelioma Interest Group. *Arch Pathol Lab Med* 2009;133(8):1317–1331.
8. Wagner JC, Sleggs CA, Marchand P. Diffuse pleural mesothelioma and asbestos exposure in the North Western Cape Province. *Br J Ind Med* 1960;17:260–271.
9. Price B, Ware A. Mesothelioma trends in the United States: an update based on surveillance, epidemiology, and end results program data for 1973 through 2003. *Am J Epidemiol* 2004;159:107–112.
10. Mark EJ, Yokoi T. Absence of evidence for a significant background incidence of diffuse malignant mesothelioma apart from asbestos exposure. In: Third wave of asbestos disease: Exposure to asbestos in place. Landrigan PJ, Kazemi H, eds. *Ann NY Acad Sci* 1991;643:196–213.
11. Selcuk ZT, Coplu I, Kalyoncu AF, et al. Malignant pleural mesothelioma due to environmental mineral fibre exposure in Turkey: analysis of 135 cases. *Chest* 1992;102:790–796.

12. Peterson JT, Greenberg SD, Buffler PA. Non asbestos-related malignant mesothelioma: a review. *Cancer* 1984;54:951–956.
13. Carbone M, Pass HI, Rizzo P, et al. Simian virus 40-like sequences in human pleural mesothelioma. *Oncogene* 1994;9:1781–1790.
14. Moolgavkar SH, Meza R, Turim J. Pleural and peritoneal mesotheliomas in SEER: age effects and temporal trends, 1973–2005. *Cancer Causes Control* 2009;20:935–944.

第10章 组织学亚型及其酷似病变

▶ Richard L . Attanoos

▶ Allen R. Gibbs

2004 年版 WHO 肺和胸膜肿瘤分类将弥漫性恶性间皮瘤分为四种组织学亚型，然而这些亚型中有大量不同的形态学表现，并可产生多种组合模式[1-3]（表 10-1）。由于涉及与许多肿瘤的鉴别诊断，给病理诊断带来很大困难。一般来讲，这些组织学亚型没有明显的预后意义，且均与石棉接触相关。形态学上有时以某一种形态结构为主，而更多表现的是混合性组织学结构。

表 10-1　弥漫性恶性间皮瘤的组织学亚型

上皮样型	肉瘤样型
管状乳头状	非特殊型（MFH）
微囊型	促纤维增生性
实性	平滑肌瘤样
小细胞性	异源性
多形性	
蜕膜样	
透明细胞	
富于黏液	
印戒细胞	
淋巴组织细胞样	
过渡型	

MFH，恶性纤维组织细胞瘤样

弥漫性恶性间皮瘤

上皮样型弥漫性恶性间皮瘤

在上皮样亚型中观察到的最常见形态学表现为管状乳头状、腺瘤样型（微囊型）和实性型。不常见的结构包括透明细胞、蜕膜样、多形性、未分化和小细胞型[4-8]。

一些作者还报道了低级别肿瘤,并使用了诸如富于黏液、印戒细胞、"黏蛋白"阳性、富于糖原、类脂细胞、气球样细胞和戈谢(Gaucher)细胞样等来描述肿瘤细胞的各种形态学表现。肿瘤细胞可有轻重度异型,核分裂多少不等。在管状乳头状和腺瘤样亚型中,瘤细胞核温和、胞浆嗜酸性和核分裂象少见。大约5%的管状乳头状型病例中可见砂粒体。衬覆于管状和乳头状结构的细胞呈立方或低柱状,具有纤维结缔组织轴心,或形成无明显基质的乳头状突起,其上皮细胞温和(图10-1、图10-2)。间皮的

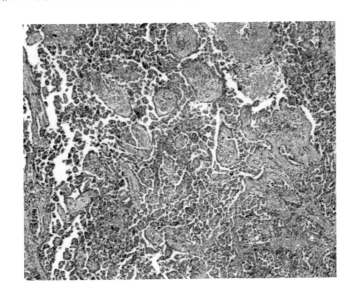

图 **10-1**　上皮样型弥漫性恶性间皮瘤,低倍镜显示管状乳头状亚型

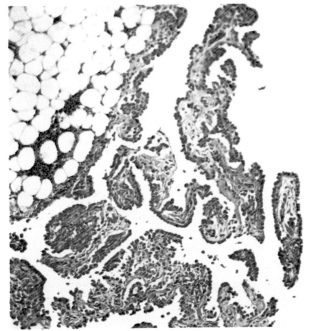

图 **10-2**　上皮样型弥漫性恶性间皮瘤,管状乳头状亚型

乳头状增生程度大于良性间皮增生,是弥漫性恶性间皮瘤的形态学预测因子。在横切面上,弥漫性恶性间皮瘤可见明显的胶原轴心,是比较常见的细胞学特征(图10-3)。

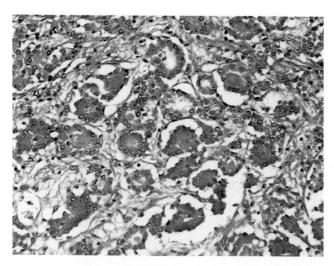

图 10-3　上皮样型弥漫性恶性间皮瘤,高倍镜显示管状乳头状亚型中明显的玻璃样胶原轴心

上皮样型弥漫性恶性间皮瘤主要需与腺癌鉴别。就胸膜弥漫性恶性间皮瘤而言,主要是与转移或直接蔓延到胸膜的肺腺癌鉴别。对于腹膜弥漫性恶性间皮瘤,鉴别诊断包括原发和继发性(女性)Mullerian 系统肿瘤(尤其是浆液性癌)、胰腺和肠道肿瘤。其他鉴别诊断还包括与高分化乳头状间皮瘤和腺瘤样瘤的鉴别。与弥漫性恶性间皮瘤的弥漫性浆膜生长方式比较,后两种肿瘤更趋向于局限性生长。免疫组织化学有助于弥漫性恶性间皮瘤和腺癌的鉴别(参见第 12 章),但无法区分不同类型的间皮肿瘤。

在腺瘤样亚型中,肿瘤形成微囊或花边样结构(图 10-4～图 10-6)。分泌细胞改变可能形成明显的印戒细胞形态(图 10-7),在形态学上难以与弥漫性印戒细胞腺癌相区别。上述形态学特征酷似腺癌、腺样囊性癌或血管源性肿瘤。通过免疫免疫组织化学应用含间皮、上皮和内皮标志物的组合抗体可区分这些肿瘤。

在富于黏液亚型的上皮样型弥漫性恶性间皮瘤中,常见大量的细胞外黏液。瘤细胞常"自由漂浮"于透明的黏液样基质中(图 10-8),有时可见营养不良性钙化球(图 10-9)。这种结构酷似胶样或黏液样腺癌。在腹膜,胶状黏液样物的累积临床上与腹膜假黏液瘤相似,后者常与低级别的阑尾黏液性肿瘤透壁浸润相关。

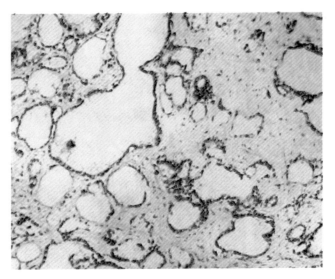

图 10-4　上皮样型弥漫性恶性间皮瘤,腺瘤样亚型伴微囊结构

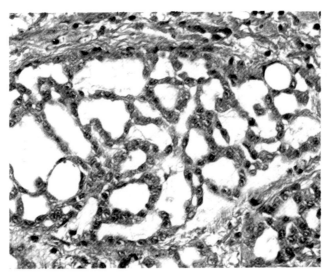

图 10-5　上皮样型弥漫性恶性间皮瘤,高倍镜显示腺瘤样亚型

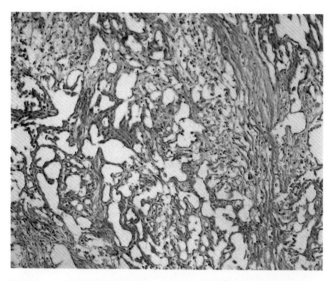

图 10-6 上皮样型弥漫性恶性间皮瘤,腺瘤样亚型酷似血管肿瘤

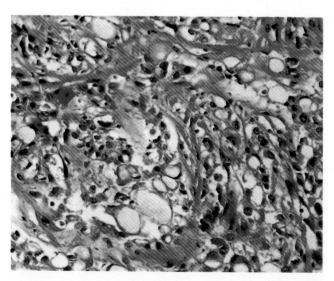

图 10-7 上皮样型弥漫性恶性间皮瘤,明显的印戒细胞形态酷似弥漫性腺癌

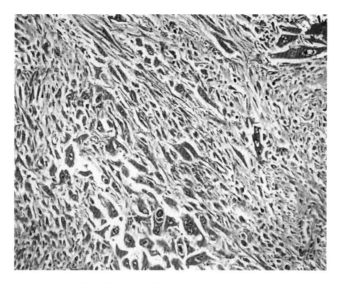

图 10-15　过渡型弥漫性恶性间皮瘤，多数肿瘤细胞细长和梭形，少数呈多角形和上皮样形

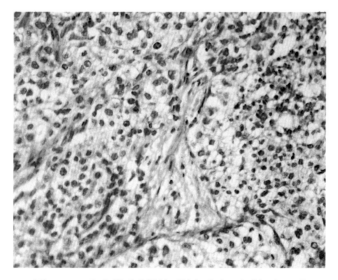

图 10-16　上皮样型弥漫性恶性间皮瘤，透明细胞亚型

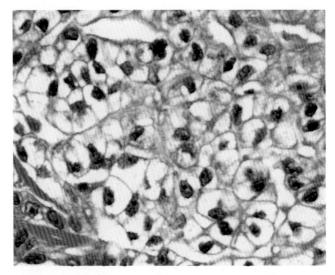

图 10-17 上皮样型弥漫性恶性间皮瘤,透明细胞亚型的高倍图像

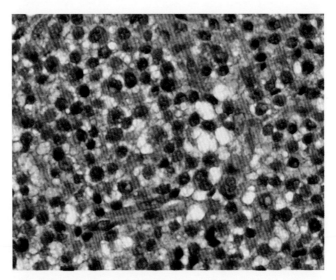

图 10-18 透明细胞肉瘤(软组织恶性黑色素瘤)转移至胸膜,酷似透明细胞样弥漫性恶性间皮瘤

化学在区别大多数上皮样型弥漫性恶性间皮瘤与转移性肾细胞癌上是有用的,但是后者可表达上皮和间皮标志物,反映了存在共同的胚胎祖系,因此缺陷确实存在。分子细胞遗传学有助于确诊透明细胞肉瘤,近 75% 的病例存在特有的 t(12;22)(q13;q12)易位[12]。

小细胞性弥漫性恶性间皮瘤由成片小而深染的、高核浆比的细胞组成。细胞黏附性差,有自溶改变(图 10-19)。小细胞性弥漫性恶性间皮瘤需与原发性肺小细胞癌、某些类型的非霍奇金淋巴瘤、罕见的促纤维增生性小圆细胞肿瘤和 Askin 瘤(胸肺部的小圆细胞肿瘤)鉴别。肿瘤性菊形团、核碎屑和血管的嗜苏木素染色在小细胞癌中呈典型改变,而小细胞性弥漫性恶性间皮瘤缺乏这些表现[6]。促纤维增生性小圆细胞肿瘤(图 10-20)和 Askin 瘤均酷似小细胞性弥漫性恶性间皮瘤,在浆膜中的分布亦相似[13]。但 80％的 Askin 瘤病例可观察到特征性的(11;22)(q24;q12)易位;促纤维增生性小圆细胞肿瘤可有(11;22)(p13;q12)易位。免疫组织化学和细胞遗传学分析有助于这些肿瘤的鉴别(见第 12 章和第 18 章)。

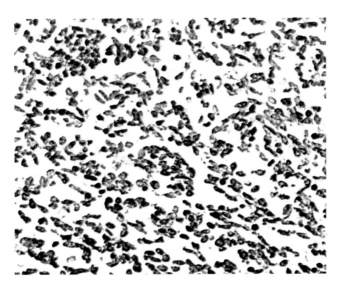

图 10-19　小细胞性弥漫性恶性间皮瘤,肿瘤细胞显示高核浆比,黏附性差,酷似小细胞癌

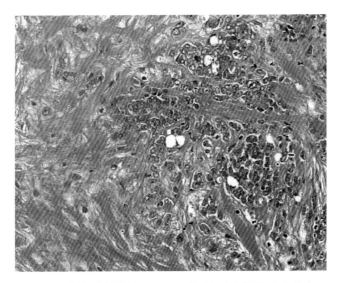

图 10-20　促纤维增生性小圆细胞肿瘤,肿瘤细胞散在分布于细胞稀少的促纤维增生基质中

淋巴组织细胞样弥漫性恶性间皮瘤占弥漫性恶性间皮瘤不足 1%。最初报道作为肉瘤样型弥漫性恶性间皮瘤的亚型,但上皮样间皮瘤同样可观察到伴随有明显的淋巴样和组织细胞样细胞浸润。淋巴组织细胞样亚型由成片的上皮样间皮细胞组成,背景为密集的淋巴细胞和浆细胞浸润(图 10-21)。根据相关宿主反应程度,肿瘤可与非霍奇金淋巴瘤、胸腺上皮肿瘤、生殖细胞肿瘤或炎性过程相似[14]。仔细选择免疫组织化学才能确保正确的诊断。

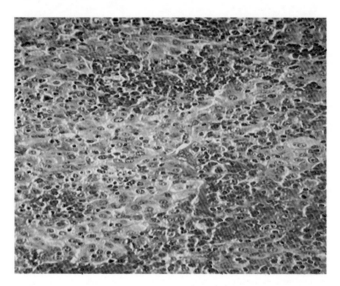

图 10-21　上皮样型弥漫性恶性间皮瘤,淋巴组织细胞样亚型伴大量的浆细胞浸润

肉瘤样型弥漫性恶性间皮瘤

肉瘤样型弥漫性恶性间皮瘤主要发生在胸膜,单纯肉瘤样型弥漫性恶性间皮瘤位于腹膜和睾丸鞘膜者罕见。在一项 326 例肉瘤样型弥漫性恶性间皮瘤的研究中,腹膜单纯肉瘤样型弥漫性恶性间皮瘤仅占 2%[15]。胸膜的梭形细胞肿瘤主要鉴别诊断包括肉瘤样型弥漫性恶性间皮瘤、肉瘤样癌和恶性间叶肿瘤。肉瘤样型弥漫性恶性间皮瘤无明确的组织学生长方式,典型表现为类似恶性纤维组织细胞瘤的短席纹状束状排列,或类似孤立性纤维性肿瘤的梭形细胞杂乱排列(所谓"无序生长模式")(图 10-22、图 10-23)。梭形细胞可排列成长束状,成鱼骨样生长方式,呈现纤维肉瘤样表现。细胞核呈两头尖形或钝圆形,胞浆嗜酸性。瘤巨细胞可见,并可见多少不等的坏死和数量不等的核分裂象。基质呈胶原样或黏液样,炎细胞浸润常不明显。与上皮样型弥漫性恶性间皮瘤比较,免疫组织化学在肉瘤样型中的作用要逊色得多[16-19]。某些肉瘤样型弥漫性恶性间皮瘤病例,肿瘤细胞更加钝圆、嗜酸,类似平滑肌肉瘤样表现。9%的肉瘤样型弥漫性恶性间皮瘤免疫组织化学出现 SMA 和 desmin 阳性[17]。

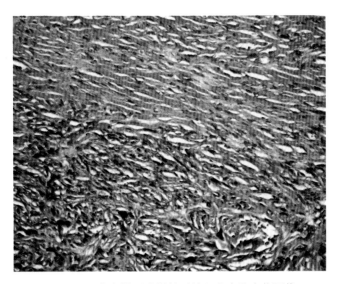

图 10-22 肉瘤样型弥漫性恶性间皮瘤的中倍图像

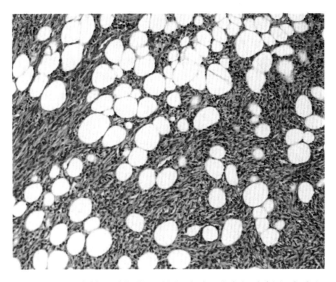

图 10-23 肉瘤样型弥漫性恶性间皮瘤,肿瘤细胞侵犯脂肪组织形成筛状(小孔状)结构

极少数肉瘤样型弥漫性恶性间皮瘤可出现所谓异源性分化,出现骨软骨样、横纹肌肉瘤样或脂肪肉瘤样区域[18-20](图 10-24～图 10-27),这些区域免疫组织化学常无明显作用。

鉴别诊断包括机化性胸膜炎、肉瘤样癌、转移性肉瘤、转移性黑色素瘤和孤立性纤维性肿瘤。临床病史(已知有身体其他部位肿瘤)和肿瘤的解剖学部位(局限性还是弥漫性)要作重点考虑。尽管广谱 CK 有助于浸润性病灶的识别(机化性胸膜炎除

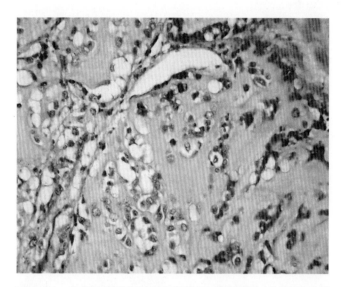

图 10-24　肉瘤样型弥漫性恶性间皮瘤,伴异源性(软骨样)分化

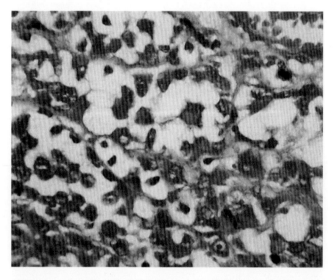

图 10-25　肉瘤样型弥漫性恶性间皮瘤,伴异源性(横纹肌肉瘤样)分化

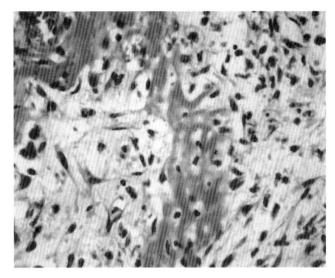

图 10-26 肉瘤样型弥漫性恶性间皮瘤,伴异源性(骨样)分化

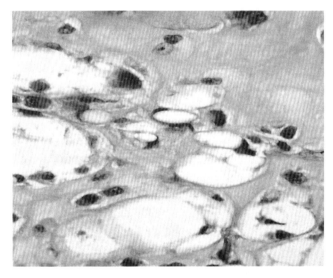

图 10-27 肉瘤样型弥漫性恶性间皮瘤,伴脂母细胞样分化

外),但是免疫组织化学具有局限性。CK 能够除外转移性黑色素瘤,多数肉瘤和孤立性纤维性肿瘤(特征性表达 CD34、BCL-2 和 CD99)。然而,免疫组织化学对区分肉瘤样癌和肉瘤样型弥漫性恶性间皮瘤,或区分滑膜肉瘤和肉瘤样型弥漫性恶性间皮瘤的作用是有限的。但这两种非间皮肿瘤多为局限性病变。此外,肉瘤样癌可出现上皮样分化(鳞状上皮或腺上皮)区域,而肉瘤样型弥漫性恶性间皮瘤则不然。滑膜肉瘤可通过细胞遗传学分析证实 X:18 染色体易位而确诊。>90% 的滑膜肉瘤病例存在 X:18 染色体易位,而在弥漫性恶性间皮瘤未见报道。

促纤维增生性弥漫性恶性间皮瘤

该型肉瘤样型弥漫性恶性间皮瘤以出现致密而相对温和的胶原组织为特点,并且 WHO 定义胶原组织至少占肿瘤成分的 50%(图 10-28、图 10-29)[1,21]。该型肿瘤因在诊断上极易与机化性胸膜炎相混淆而闻名。从根本上讲通过穿刺活检标本诊断是不可能的。虽然通常将其归入肉瘤样型弥漫性恶性间皮瘤的亚型,但是少数病例与双相型和上皮样组织学相伴随。

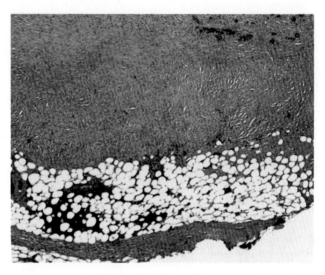

图 10-28　促纤维增生性弥漫性恶性间皮瘤的低倍图像

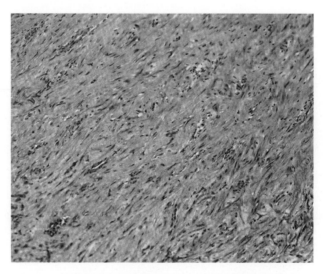

图 10-29　促纤维增生性弥漫性恶性间皮瘤,肿瘤细胞稀少,形态温和,大量的胶原样基质酷似良性纤维性胸膜炎

有若干标准有助于促纤维增生性间皮瘤的诊断[21]：①淡染的坏死灶；②脂肪组织、骨骼肌或肺侵犯；③存在明显的肉瘤样区域；④远处转移。转移灶的形态学也可相当温和。CK 染色对识别浸润很有帮助。

双相型弥漫性恶性间皮瘤

根据 WHO 定义，含有上皮样和肉瘤样成分的弥漫性恶性间皮瘤为双相型，但每种肿瘤成分至少要达 10％（图 10-30、图 10-31）。任何形态组合均可发生。双相型肿瘤的比例随着肿瘤组织取样增加而上升。

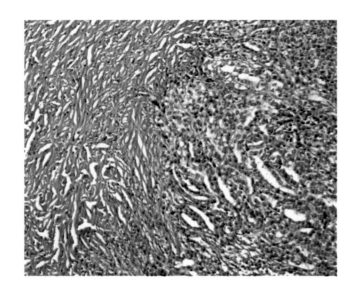

图 10-30　双相型弥漫性恶性间皮瘤，显示上皮样成分和促纤维增生性肉瘤样成分

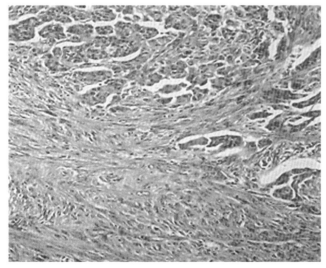

图 10-31　双相型弥漫性恶性间皮瘤，明显的上皮样和肉瘤样成分

双相型弥漫性恶性间皮瘤的鉴别诊断包括肉瘤样癌、癌肉瘤(发生在女性腹膜和纵隔亦称为恶性混合性 Mullerian 肿瘤)、双相型滑膜肉瘤和恶性上皮样血管肿瘤,尤其是上皮样血管内皮瘤(图 10-32、图 10-33)。

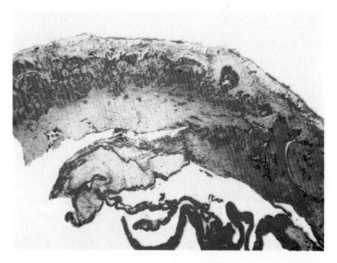

图 10-32   上皮样血管内皮瘤,呈弥漫性生长方式,酷似胸膜弥漫性恶性间皮瘤

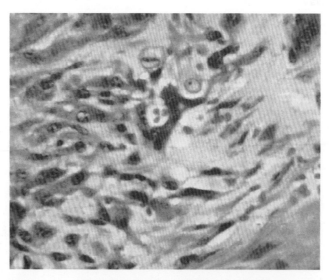

图 10-33   上皮样血管内皮瘤。肿瘤细胞呈上皮样或梭形,可见含有红细胞的新生小血管管腔,并见丰富的黏液样基质

局限性恶性间皮瘤

　　局限性恶性间皮瘤为极罕见的浆膜肿瘤,界限清楚,显微镜下有弥漫性恶性间皮瘤的表现,但缺乏弥漫性生长方式[22]。文献报道不足 50 例[22-25]。局限性恶性间皮瘤发生在胸膜要比发生在腹膜或心包膜多见,平均年龄约 60 岁,几乎所有患者均＞40 岁。男女比例为 60：40[22]。通常以无蒂或带蒂方式附着于胸膜、腹膜或者心包膜表面。局限性恶性间皮瘤显示了与弥漫性恶性间皮瘤不同的生物学行为,其预后要好些,治疗方法亦与弥漫性恶性间皮瘤不同[27]。目前与石棉接触的相关性尚未被证实。还可表现为肺内肿块,甚至酷似肺癌。

高分化乳头状间皮瘤

　　将高分化乳头状间皮瘤从传统的弥漫性恶性间皮瘤区分出来是重要的,这是因为该型肿瘤具有不同的人口统计学特征及其临床行为,并且与石棉接触无关。这种病例少见,据报道多发生在 30～40 岁的女性腹膜,且多在其他疾病行手术治疗时偶然被发现的[26-31]。偶有发生于胸膜、心包膜和睾丸鞘膜的病例报道[32,33]。少数病例可发生在男性。病变多数表现为良性或惰性,通常患者存活期较长。一些发生在腹膜的病例可通过腹腔镜切除[34]。亦有报道个别病例呈高度侵袭过程,并进展为传统的弥漫性恶性间皮瘤[35]。尚不清楚所有的这些高侵袭性肿瘤是否代表真正的高分化乳头状间皮瘤,还是因为弥漫性恶性间皮瘤取材不足而造成;然而,确实有遇到经广泛取材后确诊的高分化乳头状间皮瘤,随时间推移演变为更具侵袭性的病例。

　　大体上,高分化乳头状间皮瘤特征表现为由灰白色小结节组成,最大径通常＜2cm。肿瘤不像弥漫性恶性间皮瘤那样呈大面积弥漫播散的特点。组织学上以一致性轮廓分明的复杂乳头状结构为特点。组织学标准包括:①乳头状突起衬覆单层温和的立方或柱状间皮细胞,伴核下空泡形成;②瘤细胞均一;③水肿或黏液样的乳头轴心;④无浸润或微浸润;⑤核分裂象缺如或罕见(图 10-34～图 10-36)。病变还可出现一些伴纤维化的不规则管状乳头状区域,或实性区域,但这些成分比例非常小。衬覆乳头状突起的细胞染色与间皮免疫组织化学标志物相一致。

　　根据缺乏弥漫性生长方式、细胞异型性和细胞分层,浸润相对少见和均一性乳头状结构等特点,可以把高分化乳头状间皮瘤与弥漫性恶性间皮瘤鉴别开来。但在活检小标本中要鉴别几乎是不可能的。疾病过程是最权威的鉴别标准,也有少数形态学温和的高分化乳头状间皮瘤在 10 年左右进展为致死性病变。高分化乳头状间皮瘤还可与反应性乳头状间皮增生相混淆,这种反应性间皮增生通常见于疝囊内,在腹膜还与盆腔炎和子宫内膜异位相关(图 10-37)。一些弥漫性恶性间皮瘤可酷似高分化乳头状间皮瘤,但实性乳头状上皮样间皮结构的存在提示恶性度更高(图 10-38)。

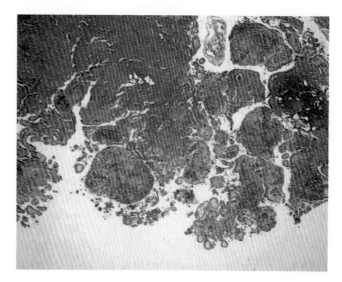

图 10-34　高分化乳头状间皮瘤,乳头大小不等

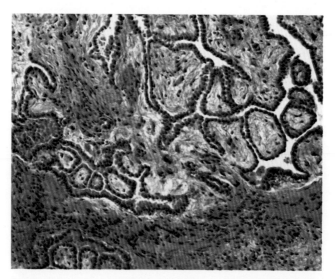

图 10-35　高分化乳头状间皮瘤,中倍镜显示乳头状结构细小温和

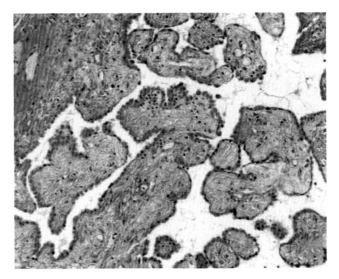

图 10-36　高分化乳头状间皮瘤，高倍镜显示乳头状结构细小温和

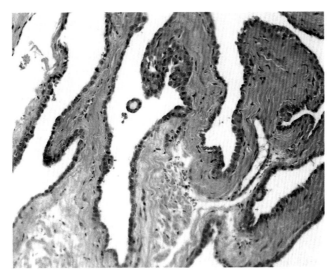

图 10-37　反应性间皮增生，出现明显的乳头状结构

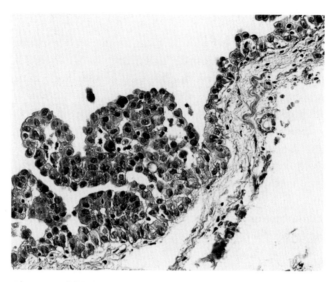

图 10-38　弥漫性恶性间皮瘤,呈实性温和的上皮样乳头状结构

囊性间皮瘤

　　囊性间皮瘤和腹膜包涵囊肿都是这些病变的代名词。囊性间皮瘤相对少见,据报道多发生于育龄妇女的腹膜部位,很少发生在胸膜。其与石棉接触无关。多数病例为良性,但有 30%~50% 的病例手术后复发,很少引起患者死亡[36-42]。子宫内膜异位和盆腔炎症性疾病常与囊性间皮瘤共存。囊性间皮瘤不发生转移,其病因目前尚不明确。尽管有认为该病变为腹膜内炎症发展的结果,但是疾病进展似乎随激素改变而变化。

　　大体上,肿瘤由单个或多个大小不一、光滑、薄壁的囊肿组成,囊内含有胶状液体。囊肿大小从数毫米至数厘米不等。显微镜下观察囊肿为多房性,衬覆单层温和的立方或扁平状间皮细胞,无浸润(图 10-39)。间隔由纤维血管样组织和散在的淋巴细胞构成。除间皮标志物外,雌激素受体及孕激素受体可呈局灶阳性[42]。基于囊性间皮瘤的局限性、缺乏组织学复杂性和浸润等特征,可以与弥漫性恶性间皮瘤相鉴别。

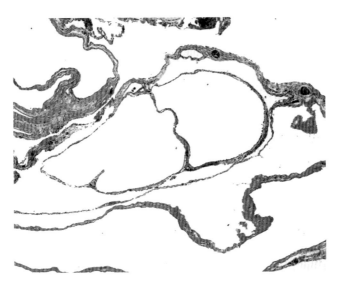

图 10-39　囊性间皮瘤。引自:Shepherd NE,Warren BF,Wil-
liams GT,et al.,eds,Morson and Dawson's Gastrointestinal
Pathology. 5th ed. Oxford,UK:Wiley-Blackwell:2013,承蒙
许可

腺瘤样瘤

　　腺瘤样瘤是由间皮细胞组成的良性病变,最常发生于男性(附睾和精索)和女性
(输卵管和子宫)生殖器官,多为偶然发现的微小结节[43]。偶见发生在网膜、肠系膜
和胸膜的病例报道[44-47]。直径通常<1cm,完全切除可治愈。

　　腺瘤样瘤以腺腔、衬覆大间皮细胞的乳头和伴胞浆内空泡的实性片状结构为特
点(图 10-40)。常规免疫组织化学染色证实细胞为间皮细胞谱系特征[47]。细胞缺乏
异型性。腺瘤样瘤可出现显微镜下浸润,但是预后良好。

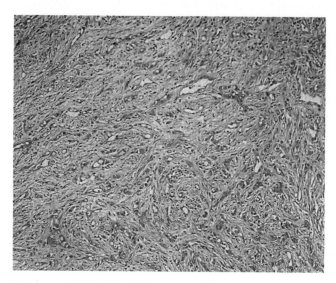

图 10-40　腺瘤样瘤,不规则浸润性小管酷似上皮样型弥漫性恶性间皮瘤。引自:Shepherd NE, Warren BF, Williams GT, et al. , eds, Morson and Dawson's Gastrointestinal Pathology. 5th ed. Oxford,UK:Wiley-Blackwell;2013,承蒙许可

（丁然　译,余英豪　校）

参考文献

1. World Health Organization Classification of Tumours. In: Travis WD, Brambilla E, Muller-Hermelink HK, et al., eds. *Tumours of the Lung, Pleura, Thymus and Heart.* Lyon, France: IARC Press; 2004.

2. Churg A, Cagle PT, Roggli VL. Tumours of the serosal membranes. In: *Atlas of Tumour Pathology,* 4th series, fascicle 3. Washington, DC: Armed Forces Institute of Pathology; 2006:11–102.

3. Galateau-Salle F, ed. *Pathology of Malignant Mesothelioma. International Mesothelioma Panel.* London, UK: Springer; 2006.

4. Ordonez NG. Mesothelioma with clear cell features: an ultrastructural and immunohistochemical study of 20 cases. *Human Pathol* 2005;36:465–473.

5. Osborn M, Pelling N, Walker MM, et al. The value of "mesothelium-associated antibodies" in distinguishing between metastatic renal cell carcinomas and mesotheliomas. *Histopathology* 2002;41:301–307.

6. Mayall F, Gibbs AR. "Small cell" mesothelioma. *Histopathology* 1993;22:294–295.

7. Nascimento GA, Keeney GL, Fletcher CD. Deciduoid peritoneal mesothelioma: an unusual phenotype affecting young females. *Am J Surg Pathol* 1994;18:439.

8. Shanks JH, Harris M, Banerjee SS. Mesotheliomas with deciduoid morphology: a morphological spectrum and a variant not confined to young females. *Am J Surg Pathol* 2000;24:285.

9. Hammar SP, Bockus DE, Remington FL. Mucin positive epithelial mesotheliomas: a histochemical, immunohistochemical and ultra-structural comparison with mucin producing pulmonary adeno-carcinoma. *Ultrastruct Pathol* 1996;20:293.

10. Cook DS, Attanoos RL, Jalloh SS. "Mucin positive" epithelial mesothelioma of the peritoneum: an unusual diagnostic pitfall. *Histopathology* 2000;17:33.

11. Joshi A, McAndrew N, Birdsall S, et al. Clear cell sarcoma mimicking malignant pleural mesothelioma *Histopathology* 2008;53:359–361.

12. Turc-Carel C, Aurias A, Mugneret F, et al. Chromosomes in Ewings' sarcoma an evaluation of 85 cases of remarkable consistency of t (11;22)(q24; q12). *Cancer Genet Cytogenet* 1988;32:229.

13. Gerald WL, Ladanyi M, de Alava E, et al. Desmoplastic small round-cell tumor: a recently recognized tumor type associated with a unique gene fusion. *Adv Anatomic Pathol* 1995;2:341–345.

14. Galateau-Salle F, Attanoos RL, Gibbs AR, et al. Lymphohistiocytoid variant of malignant mesothelioma of the pleura: a series of 22 cases. *Am J Surg Pathol* 2007;31:711–716.

15. Klebe S, Brownlee NA, Mahar A, et al. Sarcomatoid mesothelioma: a clinicopathologic correlation of 326 cases. *Mod Pathol* 2010;23;470–479.

16. Attanoos RL, Dojcinov S, Webb R, et al. Anti-mesothelial markers in sarcomatoid mesothelioma and other spindle cell neoplasms. *Histopathology* 2000;37:224–231.

17. Mayall FG, Goddard H, Gibbs AR. Intermediate filament expression in mesotheliomas: leiomyoid mesotheliomas are not uncommon. *Histopathology* 1992;2:453–457.

18. Attanoos RL, Webb R, Dojcinov SD, et al. Value of mesothelial and epithelial antibodies in distinguishing diffuse peritoneal mesothelioma in females from serous papillary carcinoma of the ovary and peritoneum. *Histopathology* 2002;40(3):237–244.

19. Klebe S, Mahar A, Henderson DW, et al. Malignant mesothelioma with heterologous elements: clinicopathological correlation of 27 cases and literature review. *Mod Pathol* 2008;21:1084–1094.

20. Lin BT, Colby T, Gown AM, et al. Malignant vascular tumours of the serous membranes mimicking mesothelioma. A report of 14 cases. *Am J Surg Pathol* 2002;20:1431.

21. Mangano WE, Cagle PT, Churg A, et al. The diagnosis of desmoplastic malignant mesothelioma and its distinction from fibrous pleurisy: a histologic and immunohistochemical analysis of 31 cases including p53 immunostaining. *Am J Pathol* 1998;110:191–199.

22. Allen TC, Cagle PT, Churg AM, et al. Localized malignant mesothelioma. *Am J Surg Pathol* 2005;29:866–873.

23. Crotty BT, Myers JL, Katzenstein AA, et al. Localized malignant mesothelioma. *Am J Surg Pathol* 1994;18:357–363.

24. Nakas A, Martin-Lucar AE, Edwards JG, et al. Localised malignant pleural mesothelioma: a separate clinical entity requiring aggressive local surgery. *Eur J Cardiothorac Surg* 2008;33:303–306.

25. Ascoli S, Dal Piaz G, Damiani S. Localised pleural malignant mesothelioma. Report of two cases simulating pulmonary carcinoma and review of the literature. *Virchows Archiv* 2004;445:206–209.

26. Daya D, McCaughey WT. Well differentiated papillary mesothelioma of the peritoneum. A Clinicopathologic study of 22 cases. *Cancer* 1990;65:292–296.

27. Goepel JR. Benign papillary mesothelioma of peritoneum: a histological, histochemical and ultra-structural study of six cases. *Histopathology* 1981;5:21–30.

28. Hoekman K, Tognon G, Risse EK, et al. Well-differentiated papillary mesothelioma of the peritoneum: a separate entity. *Eur J Cancer* 1996;32A:255–258.

29. Butnor K, Sporn TA, Hammar SP, et al. Well-differentiated papillary mesothelioma. *Am J Surg Pathol* 2001;25:1304–1309.

30. Galateau-Salle F, Vignaud JM, Burke L, et al. Well differentiated papillary mesotheliomas of the pleura: a series of 24 cases. *Am J Surg Pathol* 2004;28:534–540.

31. Kao S, Mahon K, Lin B, et al. Pleural well-differentiated papillary mesothelioma: a case report.

J Thorac Oncol 2009;4:920–922.

32. Barbera V, Rubino M. Papillary mesothelioma of the tunica vaginalis. *Cancer* 1957;10:182–189.

33. Sane AC, Roggli VL. Curative resection of a well-differentiated papillary mesothelioma of the pericardium. *Arch Pathol Lab Med* 1995;119:266–267.

34. Nezhat FR, DeNoble SM, Brown DN, et al. Laparoscopic management of peritoneal mesothelioma associated with pelvic endometriosis. *J Minim Invasive Gynecol* 2010;17:646–650.

35. Foyle A, Al-Jabi M, McCaughey WT. Papillary peritoneal tumors in women. *Am J Surg Pathol* 1981;5:241–249.

36. Brimo F, Illei PB, Epstein JI. Mesothelioma of the tunica vaginalis: a series of eight cases with uncertain malignant potential. *Mod Pathol* 2010;23:1165–1172.

37. Weiss SW, Tavassolli FA. Multicystic mesothelioma: an analysis of pathological findings and biological behaviour in 37 cases. *Am J Surg Pathol* 1988;12:737–746.

38. Katsube Y, Mukai K, Silverberg SG. Cystic mesothelioma of the peritoneum: a report of five cases and review of literature. *Cancer* 1982;15:1615–1622.

39. Ross MJ, Welch WR, Scully RE. Multilocular peritoneal inclusion cysts (so-called cystic mesothelioma). *Cancer* 1989;64:1336–1346.

40. Ball NJ, Urbanski SJ, Green FH, et al. Pleural multicystic mesothelial proliferation. The so-called multicystic mesothelioma. *Am J Surg Pathol* 1990;14:375–378.

41. Vallerie AM, Lerner JP, Wright JD, et al. Peritoneal inclusion cysts: a review. *Obstet Gynecol Surv* 2009;64:321–334.

42. Sawn RN, Malpica A, Deaveres MT, et al. Benign cystic mesothelioma of the peritoneum: a clinicopathologic study of 17 cases and immunohistochemical analysis of estrogen and progesterone receptor status. *Hum Pathol* 2003;34:369–374.

43. Taxy JB, Battifora H, Oyasu R. Adenomatoid tumours: a light microscopic, histochemical and ultrastructural study. *Cancer* 1974;33:306–316.

44. Craig JR, Hart WR. Extragenital adenomatoid tumour. *Cancer* 1979;64:1336–1346.

45. Young RH, Silva EG, Scully RE. Ovarian and juxtaovarian adenomatoid tumours: a report of six cases. *Int J Gynecol Pathol* 1991;10:364–371.

46. Kaplan MA, Tazelaar HD, Hayashi T, et al. Adenomatoid tumours of the pleura. *Am J Surg Pathol* 1996;20:1219–1223.

47. Minato H, Nojima T, Kurose N, et al. Adenomatoid tumor of the pleura. *Pathol Int* 2009;59:567–571.

第11章 黏蛋白组织化学和电子显微镜检查

▶Richard L. Attanoos

弥漫性恶性间皮瘤形态学的多样性决定了常规 HE 染色光镜诊断还必须辅以其他一些方法,如黏蛋白组织化学、电子显微镜和免疫组织化学。这三种辅助诊断方法可以概括为最简便(组织化学)、最昂贵(电子显微镜)和应用最广泛(免疫组织化学)。本章将着重讨论黏蛋白和超微结构检查在弥漫性恶性间皮瘤诊断中的作用及其局限性。

黏蛋白组织化学

黏蛋白组织化学是一个简便、经济的方法,可用于帮助鉴别弥漫性恶性间皮瘤和腺癌,因此不应该忽视其简便性而急于进行免疫组织化学染色。弥漫性恶性间皮瘤组织含有糖原,能产生透明质酸,这是一种由细胞表面及其内部膜性结构产生的非硫化性阴离子的葡萄糖胺聚糖。透明质酸可由上皮和结缔组织起源的多种细胞产生。除了正常和肿瘤性间皮细胞外,多种非间皮细胞及其所对应的肿瘤细胞也可以产生透明质酸。pH 值为 2.5 的阿辛蓝和胶体铁能标记细胞表面、腺腔或细胞内空泡中的透明质酸(图 11-1)。用透明质酸酶预处理可使这种阳性反应消失。常规要求染 2 张玻片,透明质酸酶预处理和未做预处理各 1 张,这样易于比较。嗜阿辛蓝阳性反应染色为蓝色,经透明质酸酶处理后这种反应明显减弱甚至消失。基质的透明质酸盐尽管没有诊断价值,但可起内对照的作用。透明质酸为水溶性,组织固定时间太长会导致透明质酸盐在水溶液中析出而产生假阴性结果。使用酒精固定可以避免这种情况的发生。尽管如此,模棱两可的结果还是会存在,这就需要进一步的辅助性检测,常用免疫组织化学方法。

腺癌会产生中性黏蛋白(图 11-2)。PAS 染色可以标记糖原、基底膜、溶酶体、粒细胞,尤其是中性黏蛋白。淀粉酶预处理可以去除糖原,因此经淀粉酶预处理 PAS 染色后,若肿瘤细胞中出现(阳性)小滴强烈提示中性黏蛋白沉积及其腺癌属性。因为有很大一部分腺癌并不会产生中性黏蛋白,同时由于透明质酸标记技术可靠性等问题,PAS染色标记中性黏蛋白的敏感性相对较低,淀粉酶预处理PAS染色为73%,透明质酸酶预处理阿辛蓝染色(pH=2.5)为41%[1,2]。

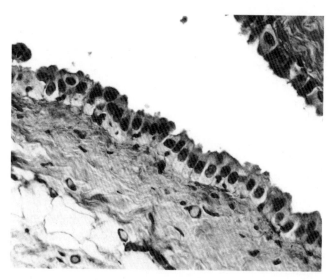

图 11-1   经 pH 值 2.5 的阿辛蓝染色后,弥漫性恶性间皮瘤细胞表面透明质酸盐呈阳性反应

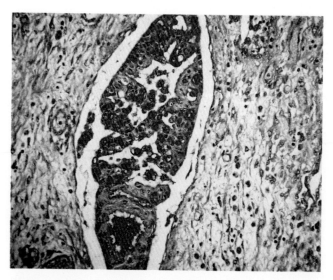

图 11-2   经淀粉酶预处理的 PAS 染色显示肺腺癌的中性黏蛋白呈阳性

　　值得注意的是,胸膜和腹膜有一些公认的所谓"黏蛋白阳性"的上皮样间皮瘤[3,4]。这些肿瘤虽然罕见,但确实为典型的弥漫性恶性间皮瘤,依黏蛋白组织化

学方法所显示的不寻常染色模式可对这些肿瘤进行特别定义。这些肿瘤可产生黏液卡红阳性小滴,淀粉酶预处理 PAS 阳性小滴(图 11-3)和抗透明质酸酶预处理阿辛蓝阳性小滴。这样的黏蛋白表达特征常导致病理医生将肿瘤直接诊断为腺癌。此外,免疫表型上这些肿瘤 CEA 和 CD15(Leu M1)染色还可呈假阳性反应,使诊断更趋于复杂化[5]。尽管如此,其间皮瘤阳性标志物 calretinin、CK5/6 始终呈阳性,并且存在典型的间皮瘤超微结构特点。当染色结果不典型时,若超微结构中见到透明质酸盐结晶,类似于卷轴样结构或者"蕨样"小体(图 11-4)即可做出间皮瘤的诊断。

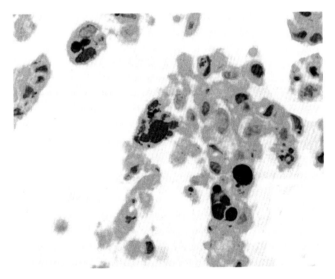

图 11-3　"黏蛋白"阳性的上皮样间皮瘤,采用淀粉酶预处理 PAS 染色

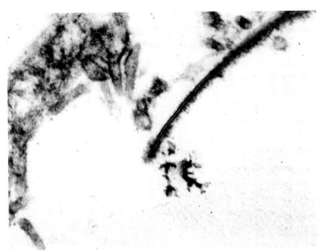

图 11-4　弥漫性恶性间皮瘤。在"黏蛋白"阳性的上皮样型弥漫性恶性间皮瘤中,透明质酸盐结晶呈现纤长的微绒毛和"蕨样"小体结构。引自:Cook DS, Attanoos RL, Jalloh SS, et al. 'Mucin-positive' epithelial mesothelioma of the peritoneum: an unusual diagnostic pitfall. *Histopathology* 2000;37:33-36. 承蒙许可

黏蛋白组织化学还有助于弥漫性恶性间皮瘤与滑膜肉瘤的鉴别。滑膜肉瘤(上皮样亚型)会产生耐淀粉酶预处理的 PAS 阳性黏蛋白,同时也会有黏液卡红阳性和抗透明质酸酶预处理的阳性成分。这与弥漫性恶性间皮瘤的酸性黏蛋白产物恰好相反。虽然这两种肿瘤的形态学和免疫表型存在许多相似性,然而,随着分子细胞遗传学出现,以及确认>90%的滑膜肉瘤存在 t(X;18)易位以后,黏蛋白组织化学染色的应用明显减少。由于弥漫性恶性间皮瘤是恶性度如此高的肿瘤,多数病例的诊断存在法律诉讼问题,因此所有怀疑为滑膜肉瘤的病例都应进行分子细胞遗传学检测。而黏蛋白组织化学染色的意义在于初步筛查需要进行分子细胞遗传学分析的可疑病例。

电子显微镜检查

传统上,电子显微镜检查对弥漫性恶性间皮瘤的诊断具有重要作用,并且通过无机物分析,对进一步探究肿瘤发生原因也很有意义。关于弥漫性恶性间皮瘤的超微结构特征已有深入了解,而且毋庸置疑的是,这种辅助检查的主要应用是上皮样型弥漫性恶性间皮瘤的诊断,以及与腺癌和其他上皮样恶性肿瘤的鉴别[6-8]。电子显微镜检查对区分反应性和肿瘤性间皮细胞,以及鉴别孤立性肉瘤样间皮瘤和其他梭形细胞肿瘤,如肉瘤和肉瘤样癌的作用有限。

弥漫性恶性间皮瘤的超微结构特征表现为:①微绒毛;②张力丝;③细胞桥粒连接(表 11-1)。上皮样型弥漫性恶性间皮瘤特征性表现为所有细胞间和细胞内腔的表面均覆盖有大量细长,常为分枝状的微绒毛。这些微绒毛缺乏丝状轴心、轴心根和表面的多糖包被。一旦微绒毛的大小分布比例(长/宽)>10∶1,即可考虑为弥漫性恶性间皮瘤,而不是腺癌。张力丝是角蛋白中间丝,常聚集成纤维束汇聚在细胞膜桥粒或核周区域,腺癌中则很少看到这样的结构。细胞桥粒连接在弥漫性恶性间皮瘤和其他上皮性肿瘤中均可看到,而所谓的"巨型"桥粒(>1μm)的出现往往提示弥漫性恶性间皮瘤可能性大。

表 11-1   弥漫性恶性间皮瘤特征性超微结构表现

1. 微绒毛	丰富,细长,分枝
	缺乏丝状轴心、轴心根,表面有多糖包被
	微绒毛长/宽比>10∶1
2. 张力丝	汇聚在细胞膜桥粒或核周区域
3. 细胞桥粒连接	存在,常为"巨型"桥粒,>1μm

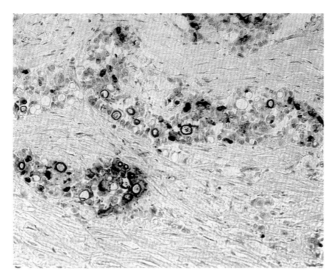

图 12-1 CEA 在腺癌中呈阳性表达

表 12-6 不同实验室 CEA 多克隆与单克隆抗体在腺癌和
弥漫性恶性间皮瘤中的表达结果比较

作者	腺癌	弥漫性恶性间皮瘤
Sheibani 等[3]	38/50(76%)[P]	0/28(0%)[P,M]
	36/50(72%)[M]	
Otis 等[4]	10/14(71%)[P]	2/19(11%)[P]
	9/14(64%)[M]	6/19(32%)[M]
Dejmek and Hjerpe[5]	20/20(100%)[M]	13/61(21%)[P]
	15/20(75%)[M*]	0/61(0%)[M*]
	16/20(80%)[M**]	7/61(11%)[M**]
	16/20(80%)[M***]	2/61(2%)[M***]
Bateman 等[6]	10/14(71%)[P]	2/17(12%)[P]
	10/14(71%)[M]	0/17(0)[M]

P,CEA 多克隆抗体;M,CEA 单克隆抗体;M*,克隆号 A5 B7 的 CEA 单克隆抗体;M**,克隆号 CEJ 065 的 CEA 多克隆抗体;M***,克隆号 SP651 的 CEA 单克隆抗体

Leu M1 (CD15)

Leu M1(CD15)是表达于糖蛋白、糖脂类及蛋白聚糖类物质中黏附分子的糖蛋

白成分。在免疫组织化学应用中，Leu M1（CD15）最常用于标记髓系单核细胞系细胞和霍奇金淋巴瘤中的 Reed-Sternberg 细胞。已发现 Leu M1 在腺癌的过表达率高达 60%，呈胞膜和胞浆着色。在 King 等的 Meta 分析中证实，Leu M1 对肺腺癌的敏感性为 72%，特异性为 93%[2]。

Ber EP4

Ber EP4 来源于乳腺癌 MCF-7 细胞系，在多数腺癌中呈阳性表达。据报道，除鳞状上皮表层细胞，肝细胞以及胃的壁细胞外，Ber EP4 表达于多种上皮细胞。Ber EP4 在弥漫性恶性间皮瘤中表达少见，但高达 20% 的弥漫性恶性间皮瘤可呈局灶阳性表达，通常为胞膜着色[7-10]（图 12-2）。一项包括 17 项研究在内的系统性综述（含 702 例肺腺癌，899 例上皮样型弥漫性恶性间皮瘤）报道，Ber EP4 对肺腺癌的敏感度和特异度分别为 80% 和 90%[2]。Ber EP4 在非肺腺癌中的阳性表达率较低，在 RCC 中的表达率为 35%～50%（表 12-7）。

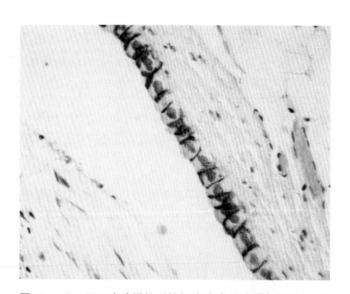

图 12-2　Ber EP4 在弥漫性恶性间皮瘤中呈胞膜侧面阳性，此为潜在陷阱

表 12-7　Ber EP4 在腺癌和上皮样型弥漫性恶性间皮瘤中的表达

作者	腺癌	弥漫性恶性间皮瘤
Sheibani 等[7]	72/83（87%）	1/115（0.9%）
Gaffey 等[8]	103/120（86%）	10/49（20%）
Dejmek 等[9]	28/43（65%）	14/110（13%）
Ordonez[10]	101/110（92%）	18/70（26%）

MOC-31

MOC-31 来源于小细胞癌中抗神经氨酸酶处理细胞,在各种癌中广泛表达,因 MOC-31 在弥漫性恶性间皮瘤中通常呈阴性表达,故主要被用于腺癌(图 12-3)与上皮样型弥漫性恶性间皮瘤的鉴别诊断。一项包括 7 项研究在内的系统性综述(含 213 例肺腺癌,276 例上皮样型弥漫性恶性间皮瘤)报道,MOC-31 标记肺腺癌的敏感度和特异度均为 93%。

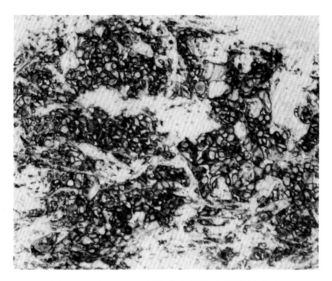

图 12-3　MOC-31 在腺癌中呈胞浆强阳性表达

甲状腺转录因子 1(TTF-1)

TTF-1 是大小为 38kDa 的核转录蛋白,扮演着管家调节基因的角色,与甲状腺特异性基因表达以及表面脱辅基蛋白发育有关。TTF-1 表达于多种正常组织,包括甲状腺滤泡上皮细胞,甲状旁腺细胞,滤泡旁 C 细胞,垂体细胞以及 II 型肺泡上皮细胞。TTF-1 的商用单克隆抗体包括 8G7G3/1,以及敏感性高而特异性较低的 SPT24。TTF-1 多克隆抗体的敏感性低。在肺腺癌和肺小细胞癌中,TTF-1 是一个重要的阳性标志物(阳性率近 80%)。在终末呼吸单位起源的肺腺癌(腺泡型腺癌,贴壁型腺癌以及乳头状腺癌)中 TTF-1 阳性表达率更高。TTF-1 阳性表达于细胞核,偶见胞浆内颗粒状表达,这被认定为非特异性表达。细胞质内 TTF-1 表达主要由抗原交叉反应造成,通常呈颗粒状。一篇包括 5 项研究在内的系统性综述(含 366 例肺腺癌,240 例上皮样型弥漫性恶性间皮瘤)报道,TTF-1 阳性表达对肺腺癌的敏感性为 72%,特异性为 100%[2]。相反,仅 5% 的肺鳞状细胞癌呈 TTF-1 阳性。在大细胞神经内分泌癌中 TTF-1 阳性表达率约为 50%。迄今尚未见 TTF-1 在弥漫性恶性间皮瘤中呈阳性表达的报道。

BG8

BG8 为单克隆性抗体,能够识别 Lewis 血型抗原。在三项包括 231 例肺腺癌和197 例上皮样型弥漫性恶性间皮瘤的 Meta 研究中发现,BG8 抗体对肺腺癌中的敏感度和特异度均为 93%[2]。

中间丝蛋白

中间丝蛋白(intermediate filaments)代表一组超基因家族蛋白,其直径为 7～22nm,具有共同的序列结构特征[11]。中间丝蛋白有 6 种经典的亚型,其中 1～4 型已被用于辅助弥漫性恶性间皮瘤的诊断(表 12-8)。King 的一项 88 例对比性免疫组织化学 Meta 分析研究发现,calretinin 对上皮样型弥漫性恶性间皮瘤的敏感度和特异度分别为 82% 和 85%[2]。

表 12-8 哺乳动物中的中间丝蛋白类型

类型	注 释
1	酸性细胞角蛋白(CK9-20)
2	基底细胞角蛋白(CK1-8)
3	desmin,GFAP,peripherin,vimentin
4	α-internexin,神经丝,synemin,syncoilin
5	核纤层蛋白
6	Nestin

细胞角蛋白(CK)

CK 是上皮组织胞质内骨架蛋白,通常包括一对蛋白,即酸性(1 型)和基底(2型)细胞角蛋白。几乎所有的上皮细胞均表达 CK,其表达通常具有器官或组织特异性。CK 免疫组织化学染色已被广泛应用于肿瘤诊断。

正常和肿瘤性间皮细胞均可表达低分子量及高分子量 CK。在上皮样亚型弥漫性恶性间皮瘤中,CK 呈核旁环形强阳性表达,应用广谱 CK,比如 AE1/AE3 阳性着色更强。

2 型中间丝蛋白:CK5/6

正常及肿瘤性间皮细胞均可表达 CK5/6,1989 年就曾报道 CK5/6 可作为弥漫性恶性间皮瘤的标志物[12],在弥漫性恶性间皮瘤中阳性表达率为 92%(12/13),而在肺腺癌中均呈阴性。最初的 AE14 单克隆抗体只能用于冰冻切片，具有局限性。自 20 世纪 90 年代中期起，商用的 CK5/6 抗体可用于福尔马林（甲醛溶液）固定石蜡包埋组织。大量研究显示，CK5/6 用于肺腺癌与弥漫性恶性间皮瘤鉴别诊断的敏感性和特异性分别为 90% 及 85%[2,10,12-14]（表 12-9）。

表 12-9 CK5/6 在弥漫性恶性间皮瘤中的表达

作者	特异度（%）	敏感度（%）
Moll 等[12]	92	100
Clover 等[13]	85	100
Ordonez 等[10]	85	100
Cury 等[14]	86	92
King 等[2]	85	83

在一项对 88 篇已发表文献进行的关于免疫组织化学标志物用于上皮样型弥漫性恶性间皮瘤诊断的对比性 Meta 分析研究中，发现 CK5/6 的敏感性与特异性分别为 83% 和 85%[2]。总之，CK5/6 现已成为上皮样型弥漫性恶性间皮瘤与肺腺癌鉴别诊断的一线标志物（图 12-4）。需要注意的是，由于 CK5/6 亦表达于鳞状上皮以及鳞状上皮对应的恶性肿瘤，在鳞状细胞癌和移行上皮癌中呈阳性表达。因此，鉴于 CK5/6 在这类上皮及肿瘤中总是呈阳性表达，CK5/6 不能被用于上皮样型弥漫性恶性间皮瘤与鳞状细胞癌或移行细胞癌的鉴别诊断[15]。

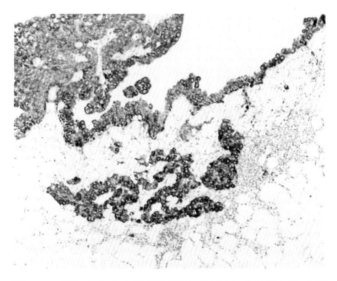

图 12-4 CK5/6 在上皮样型弥漫性恶性间皮瘤中呈细胞质强阳性表达

3 型中间丝蛋白：vimentin 和 desmin

vimentin 表达于多数正常间质以及间质来源肿瘤，包括正常间皮下间质细胞，但表面间皮细胞呈阴性。几乎所有的弥漫性恶性间皮瘤 vimentin 均呈阳性。但由于vimentin 在组织和肿瘤中均呈广泛表达，其特异性较差，因此已不再作为弥漫性恶性间皮瘤的标志物。一项包括 17 项研究在内的系统性 Meta 分析（包含 773 例上皮样型弥漫性恶性间皮瘤，815 例肺腺癌），显示对弥漫性恶性间皮瘤的敏感度为 62%，特异度为 75%[2]。vimentin 可用于福尔马林（甲醛溶液）固定不良以及其他标志物检测均阴性的组织中残留抗原性的检测。vimentin 阳性表达证实有抗原性残留。

desmin 是平滑肌和横纹肌的标志物，主要用于反应性间皮增生与肿瘤性间皮增生的鉴别，将在后面进行详细介绍。

其他 3 型中间丝蛋白（胶质纤维酸性蛋白，GFAP），和 4 型中间丝蛋白（神经丝蛋白）也有相关研究，但未见其在弥漫性恶性间皮瘤中表达的报道[16]。

细胞表面糖蛋白

钙黏附蛋白

钙黏附蛋白（cadherin）为钙依赖性黏附跨膜糖蛋白。黏附蛋白分子具有多种类型，不同组织中存在不同的黏附蛋白分子家族成员。例如 E-钙黏附蛋白（E-cadherin）存在于上皮组织中，N-钙黏附蛋白存在于神经组织中，P-钙黏附蛋白（P-cadherin）存在于胎盘中。

有报道 N-cadherin 可在胸膜间皮细胞以及弥漫性恶性间皮瘤中表达。King 的Meta 分析发现，N-cadherin 对上皮样型弥漫性恶性间皮瘤的敏感度为 78%，特异度为 84%[2]。相反，E-cadherin 表达于肺上皮细胞和腺癌中。同一 Meta 研究显示，E-cadherin 对胸膜转移性肺腺癌的敏感度为 86%，特异度为 82%。然而，也有不同的结果报道[17]。有些研究表明，钙黏附蛋白在两种肿瘤中均存在较高的假阳性。N-cadherin 大小为 135kDa 蛋白，表达于神经细胞，胚胎性骨骼肌细胞，心肌细胞以及胸膜间皮细胞。各种亚型的恶性间皮瘤中均存在 N-cadherin 表达，但以上皮样亚型表达率最高。因此，N-cadherin 的诊断价值仍有待进一步研究，由于其他间皮阳性标志物已得到充分评价，并证实对于弥漫性恶性间皮瘤的特异性和敏感性均较高。因此，目前不建议使用 N-cadherin 作为弥漫性恶性间皮瘤的阳性标志物。

血管细胞黏附分子-1

血管细胞黏附分子-1（vascular cell adhesion molecule-1，VCAM-1）是细胞因子介导的黏附分子，为白细胞配体。有研究报道，VCAM-1 在弥漫性恶性间皮瘤中细胞系中的阳性表达率为 88%（14/16）（上皮样型 7 例，双相型 8 例，肉瘤样型 1 例）。

在所有弥漫性恶性间皮瘤病例中均呈弥漫阳性表达,而在不同癌中的表达率仅为1.7%(1/58)[18]。

血栓调节蛋白(CD141)

CD141 为 75kDa 的跨膜糖蛋白,在抗凝通路中充当血栓诱导蛋白 C 活化的辅因子。CD141 仅在为数不多的人体组织中表达,包括内皮细胞、血小板、合体细胞滋养层以及间皮细胞。最初报道称,CD141 为胸膜间皮瘤与肺腺癌之间鉴别的高敏感性和特异性标志物[19],后续研究报道的敏感度为 60%~80%,特异度为 33%~94%[20-22]。一篇包括 16 项研究(包含 831 例上皮样型弥漫性恶性间皮瘤和 946 例肺腺癌)的 Meta 分析报道中,CD141 对弥漫性恶性间皮瘤的敏感度为 61%,特异度为80%[2]。有研究报道,CD141 在胸膜及腹膜病例中的阳性表达率无明显差异,而且由于其在卵巢和腹膜两种浆液性乳头状癌中均有>1/3 的病例呈阳性表达,导致很少将 CD141 应用于腹膜间皮肿瘤的鉴别诊断[23]。由于 CD141 在反应性及肿瘤性间皮细胞中均可表达,因此对鉴别良恶性间皮增生没有作用。

CD141 对上皮样型弥漫性恶性间皮瘤的敏感性较低,且在肉瘤样型弥漫性恶性间皮瘤中很少表达,因此最好将它作为间皮瘤的二线标志物。然而,也有研究证实,小细胞性弥漫性恶性间皮瘤 CD141 的表达率较高[24]。在弥漫性恶性间皮瘤中CD141 以胞膜表达为主(图 12-5)。由于内皮细胞亦表达 CD141,因此在结果的判读上可能出现一些问题。病理医师应注意不要对非常局灶的线性阳性和非环形着色给予过度判读,尤其是考虑为肉瘤样型弥漫性恶性间皮瘤的病例。D2-40(podoplanin)

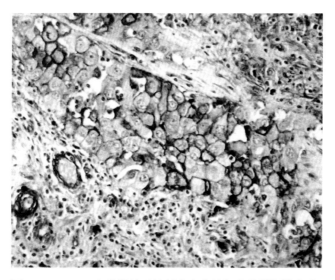

图 12-5　CD141 在弥漫性恶性间皮瘤中呈细胞膜弱阳性表达。注意左下角的血管内皮也呈阳性着色

表达也有同样的问题。因为 CD141 和 D2-40 均可表达于内皮细胞，当在上皮样血管肉瘤中呈明确表达时，可能会使不细心的病理医师将其误诊为弥漫性恶性间皮瘤。这种情况下，进行 CK-pan 染色非常重要，因为大多数上皮样血管肉瘤呈 CK 阴性，即使阳性亦表现为局灶弱阳性表达，而在上皮样型弥漫性恶性间皮瘤中则呈弥漫强阳性表达。CD141 和 CK5/6 通常在鳞状上皮及其肿瘤，尿路上皮及其肿瘤中呈阳性表达，亦可在一些形态学酷似弥漫性恶性间皮瘤的其他肿瘤中呈阳性表达，如滑膜肉瘤及胸腺上皮性肿瘤（图 12-6）。在腺癌以及一些弥漫性恶性间皮瘤中 CD141 可呈胞浆内颗粒性表达，尤其是在细胞退变及坏死区域。

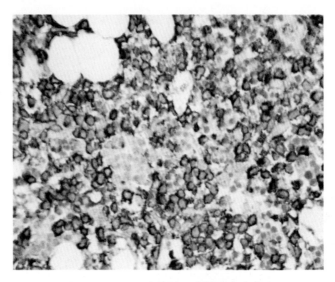

图 12-6 CD141 在胸腺上皮性肿瘤中表达

上皮膜抗原（EMA）

EMA 在弥漫性恶性间皮瘤和癌中均可呈阳性表达，但两者的着色模式不同。弥漫性恶性间皮瘤中 EMA 呈胞膜阳性，细胞质不表达或少量表达（图 12-7）。相反，在癌中 EMA 细胞质和细胞膜均呈阳性。同样的着色模式亦见于 HMBE-1 抗体。正如下面要讨论的，EMA 是鉴别反应性间皮增生（通常为阴性）与肿瘤性间皮增生（通常为阳性）的重要标志物。值得注意的是，EMA 可在多种组织和细胞中表达，包括浆细胞，巨噬细胞/组织细胞，黑色素瘤，上皮样血管肉瘤，以及一些间变性大细胞淋巴瘤，但所有这些均呈胞浆阳性表达。

mesothelin（MSLN）

间皮素（mesothelin）为大小 40kDa 的蛋白，存在于正常及肿瘤性间皮细胞以及包括卵巢癌及胰腺癌在内的多种肿瘤中。虽然 mesothelin 蛋白的具体功能尚未明

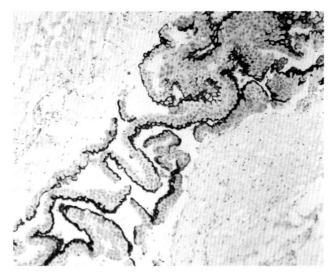

图 12-7　EMA 上皮样间皮中呈胞膜阳性表达

确,但目前认为可能与细胞黏附有关。OVCAR-3 为一个卵巢肿瘤细胞系,最初被用作开发鼠源性单克隆抗体 K1 的免疫原。而后又成为抗 mesothelin 单克隆抗体。一项研究显示,在所有的 19 例弥漫性恶性间皮瘤(其中上皮样型 15 例,双相型 4 例)中,K1 均显示出很高的敏感性和特异性,相反,在 23 例肺腺癌中均呈阴性表达[25]。后来到了 2003 年,Ordonez 报道了 44 例上皮样型弥漫性恶性间皮瘤 mesothelin 全部呈阳性表达,而 8 例肉瘤样型弥漫性恶性间皮瘤均呈阴性[26]。mesothelin 还可表达于卵巢癌及腹膜腺癌(100%)、胰腺腺癌(91%)、子宫内膜腺癌(67%)、胃腺癌(50%)以及结肠腺癌(31%)。3/17(18%)的肺鳞状细胞癌中亦可见弱表达。乳腺癌、肾癌、甲状腺癌以及前列腺癌中均未见 mesothelin 表达。总之,mesothelin 在上皮样型弥漫性恶性间皮瘤中具有较高的敏感性,但在肉瘤样间皮瘤中很少表达。

calretinin(钙视网膜蛋白)

calretinin 为 29kDa 钙结合蛋白,属于肌钙蛋白 C 家族。calretinin 在参与多种细胞功能调节,包括细胞内钙离子缓冲,信号传导,调节神经兴奋性中担负着重要作用,并可作为一些癌和包括先天性巨结肠病在内的一些疾病的诊断标志物。calretinin 可表达于正常及肿瘤性间皮细胞,同时已有大量的相关研究证实,calretinin 还有助于与肺腺癌的鉴别(表 12-10)。90% 以上的上皮样型弥漫性恶性间皮瘤存在 calretinin 过表达,当细胞核和细胞浆同时阳性时,其特异性更高(图 12-8)。约 45% 的肉瘤样型弥漫性恶性间皮瘤亦可呈 calretinin 表达,但通常为局灶弱阳性。由于 calretinin 可表达于正常间皮及肿瘤性间皮细胞,因此对于区别间皮的良恶性病变没有价值[10,14,27-31]。

表 12-10　Calretinin 在上皮样型弥漫性恶性间皮瘤中的表达

作者	弥漫性恶性间皮瘤	癌
Doglioni 等[27]	44/44(100%)	28/294(9.5%)
Ordonez[10]	38/38(100%)	3/38(8%)
Ordonez[28]	42/42(100%)	2/23(9%)
Barberis 等[29]	8/8(100%)	3/13(23%)
Brockstedt 等[30]	110/119(92%)	16/57(28%)
Carella 等[31]	40/46(87%)	2/20(10%)
Cury 等[14]	47/51(92%)	1/59(2%)

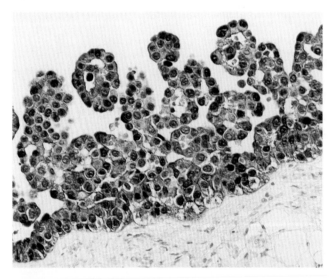

图 12-8　上皮样型弥漫性恶性间皮瘤 calretinin 呈细胞质和细胞核均着色

　　calretinin 现已成为鉴别上皮样型弥漫性恶性间皮瘤与腺癌的一线标志物,尽管其在肉瘤样型弥漫性恶性间皮瘤中的阳性率不高(图 12-9)。研究显示,calretinin 亦可表达于某些腺癌中,尤其是巨细胞癌以及滑膜肉瘤中(图 12-10)。这样的免疫组织化学表达方式给病理科医师带来了很大挑战。这种情况下需要结合肿瘤的大体情况进行判断,如弥漫性恶性间皮瘤通常表现为浆膜弥漫性肿瘤性病变,而肺癌和肉瘤通常形成肿块。在与滑膜肉瘤的鉴别诊断中,进行细胞遗传学 X:18 易位检测很有帮助,因为>95%的滑膜肉瘤中存在该基因易位,而弥漫性恶性间皮瘤不存在 X:18 易位。在 King 进行的包括 17 个研究在内的 Meta 分析(包含 885 例上皮样型弥漫性恶性间皮瘤,912 例肺腺癌)中,calretinin 对上皮样型弥漫性恶性间皮瘤的敏感度为 82%,特异度为 85%[2]。

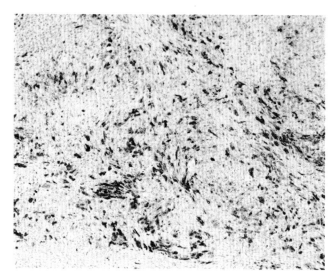

图 12-9　肉瘤样型弥漫性恶性间皮瘤 calretinin 仅呈局灶阳性表达

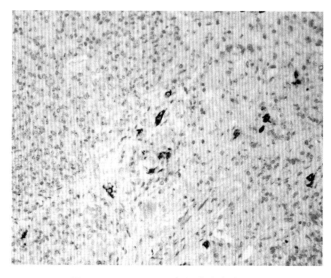

图 12-10　calretinin 在滑膜肉瘤中表达

现已有商品化的 calretinin 多克隆抗体(Swant,Chemicon,Zymed),研究报道显示,来自 Zymed 公司的抗人重组 calretinin 抗体的敏感性和特异性均较高。

一些转移性癌,尤其是 RCC 和结肠腺癌(特别是低分化型)calretinin 可呈阳性表达。关于弥漫性恶性间皮瘤和肺腺癌 calretinin 表达的对比研究一直都很热门,而仅少数关于肺癌不同组织学亚型 calretinin 表达的研究报道。研究显示,高分化腺泡型肺腺癌 calretinin 的表达率为 11%,非特指大细胞癌为 38%,大细胞神经内分泌癌为 45%,小细胞癌为 49%,鳞状细胞癌为 34%,巨细胞癌为 67%[32]。值得注意的是,calretinin 的广泛表达却可能成为一个陷阱,病理医师往往把 calretinin 当成首选抗体,在个体诊断中可能过于看重其阳性或阴性价值,而忽略整体免疫染色组合抗体的表达情况。另一个可能的陷阱是因染色质量太差导致病理医师对 calretinin 结果产生误判。

podopanin(D2-40)

D2-40 为 38 kDa 的跨膜糖蛋白,表达于肾小球足细胞,骨骼肌和横纹肌,胎盘,成骨细胞,淋巴内皮细胞,以及反应性和肿瘤性间皮细胞。关于 D2-40 的生理功能目前尚不清楚,尽管已知其在多种不同人类肿瘤中表达上调,包括弥漫性恶性间皮瘤,头颈部鳞状细胞癌以及多种中枢神经系统肿瘤。D2-40 表达主要见于鳞状细胞癌,中枢神经系统肿瘤,生殖细胞肿瘤以及弥漫性恶性间皮瘤(图 12-11、表 12-11)[33-36]。D2-40 单克隆抗体来源于生殖细胞肿瘤的抗 M2a 蛋白。

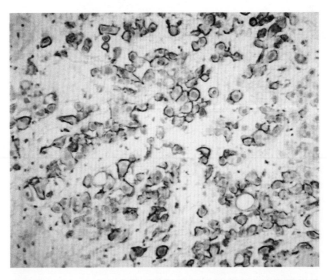

图 12-11 D2-40 在上皮样型弥漫性恶性间皮瘤中呈胞膜阳性表达

表 12-11 D2-40 在弥漫性恶性间皮瘤中的表达

作者	弥漫性恶性间皮瘤	癌
Kimura[33]	5/5(100%)	0/93(0%)
Ordonez[34]	28/30(93%)	ND[a]
Chu 等[35]	51/53(96%)	0/30(0%)
Ordonez[36]	25/29(86%)	0/34(0%)

[a]ND，未检测

  D2-40 为上皮样型弥漫性恶性间皮瘤与肺腺癌鉴别的有用标志物，而在肉瘤样型弥漫性恶性间皮瘤中的表达，文献报道不一。由于 D2-40 通常表达于淋巴内皮细胞，可作为组织中免疫组织化学的阳性内对照，但也是一诊断陷阱。重要的是，病理医师不宜过度判读淋巴管 D2-40 局灶线状膜着色。D2-40 还有助于上皮样型弥漫性恶性间皮瘤与肺鳞状细胞癌的鉴别（在 CK5/6 和血栓调节蛋白无法鉴别的情况下）。D2-40 在胸膜恶性血管肉瘤中呈阳性表达。若需与恶性上皮样血管肉瘤鉴别，则还要加做 CD31 及 CD34 免疫组织化学染色，这些抗体在上皮样型弥漫性恶性间皮瘤中呈阴性表达。浆膜下梭形细胞 D2-40 可呈阳性表达，因此在判读这些区域免疫组织化学结果时要特别小心（图 12-12）。

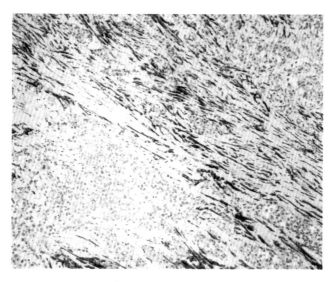

图 12-12 D2-40 在浆膜下反应性梭形细胞中呈阳性表达，而肿瘤细胞区染色阴性，此为潜在的诊断陷阱

WT-1 易感基因

WT-1 基因编码一种转录因子，在泌尿生殖系统的发育中具有重要作用。WT-1

蛋白含有多种细胞因子。幼儿肾组织及 Wilm 肿瘤,成人卵巢和睾丸,以及正常和肿瘤性间皮细胞中可见 WT-1 表达。WT-1 是上皮样型弥漫性恶性间皮瘤与肺腺癌鉴别诊断的重要间皮阳性标志物[37-39]。在 King 的 Meta 分析中,WT-1 对上皮样型弥漫性恶性间皮瘤的敏感度和特异度分别为 77% 和 96%[2](表 12-12)。在一项包括 8 个研究在内的 Meta 分析(包含 264 例上皮样型弥漫性恶性间皮瘤和 213 例肺腺癌)中,WT-1 对弥漫性恶性间皮瘤的敏感度和特异度分别为 77% 及 96%。WT-1 阳性表达定位于细胞核,单纯细胞质着色视为非特异性着色(图 12-13)。WT-1 亦可表达于内皮细胞,了解这一点对避免误诊非常重要。

表 12-12　WT-1 在弥漫性恶性间皮瘤中表达

作者	弥漫性恶性间皮瘤	癌
Amin 等[37]	20/21(95%)	0/20(0%)
Foster 等[38]	50/67(75%)	0/51(0%)
Ordonez[39]	28/30(93%)	ND[a]

[a]ND,未检测

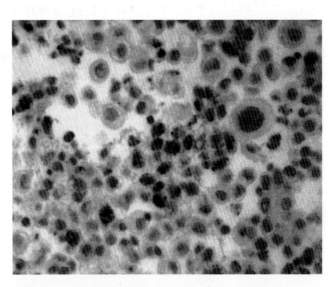

图 12-13　WT-1 在弥漫性恶性间皮瘤中的非特异性表达,显示细胞质颗粒状阳性

WT-1 是上皮样型弥漫性恶性间皮瘤与腺癌相鉴别的一个有用阳性标志物,呈胞核阳性表达(图 12-14)。但在肉瘤样型弥漫性恶性间皮瘤中阳性率较低,应用较少。由于 WT-1 在浆液性卵巢癌中呈恒定阳性表达,故在腹膜肿瘤的诊断中不推荐将 WT-1 作为首选的间皮标志物,尤其是女性患者。

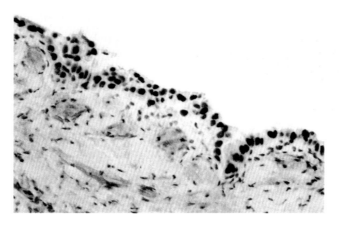

图 12-14　WT-1 在弥漫性恶性间皮瘤中呈细胞核表达

HBME-1

HBME-1 为单克隆抗体,来源于上皮样型弥漫性恶性间皮瘤细胞系。HBME-1 在上皮样型弥漫性恶性间皮瘤中呈胞膜强阳性表达,而在腺癌中呈细胞膜和细胞质弱表达,尽管这对上皮样型弥漫性恶性间皮瘤与腺癌的鉴别有一定帮助,但很多研究者认为,在有其他更可靠的间皮阳性标志物可选用的情况下,不再推荐使用 HBME-1 抗体。HBME-1 阳性表达对肉瘤样型弥漫性恶性间皮瘤的诊断没有意义。某些类型的癌,脊索瘤以及甲状腺滤泡癌和乳头状癌亦可见 HBME-1 表达。在一项包括 14 个研究在内的 Meta 分析综述中(包含 769 例上皮样型弥漫性恶性间皮瘤,676 例肺腺癌),HBME-1 对上皮样型弥漫性恶性间皮瘤的敏感度和特异度分别为 85% 及 43%[2]。

用于恶性上皮性肿瘤鉴别诊断的新标志物

caveotin-1

caveotin-1(微囊蛋白-1)是一种分子量为 22kDa 的跨膜蛋白,表达于多种间充质细胞,包括内皮细胞、平滑肌细胞、1 型和 2 型肺泡细胞以及间皮细胞。caveotin-1 在多种恶性肿瘤中表达上调,在晚期非小细胞肺癌中具有促进肿瘤进展和耐药的作用[40]。caveotin-1 在肺癌中主要呈膜染色。据报道,caveotin-1 在上皮样恶性间皮瘤中呈阳性表达,其敏感度为 100%,特异度为 93%[41]。

napsin A

napsin A(冬氨酸蛋白酶 A)是一种天冬氨酸蛋白酶,分子量约 38kDa,表达于 2 型肺泡细胞、肺泡巨噬细胞和肾组织。napsin A 阳性定位于细胞质,为原发性肺腺癌的有用标志物。报道称在 77%～93% 的其他非肺部腺癌或其他组织学亚型的肺癌病例,napsin A 仅少量表达。尚未见 napsin A 在弥漫性恶性间皮瘤表达的报道,有报道 49/118 例(42%)RCC 存在 napsin A 表达[42,43]。

tenascin

tenascin(肌腱蛋白)家族由 4 种细胞外基质糖蛋白组成,分别为 tenascin C、tenascin X、tenascin R 和分子量超过 300kDa 的 tenascin W。tenascin 通过细胞内 p38 map 激酶途径调节细胞外基质的相互作用和细胞活性。据报道,tenascin X 为弥漫性恶性间皮瘤新的诊断标志物,在 33/36 例(92%)弥漫性恶性间皮瘤中有表达,与之相较,仅 5/47 例(11%)卵巢癌/原发性腹膜癌中有表达[44]。tenascin X 在肺癌(胸腔积液检测)的阳性率仅为 2/12 例(17%),且阳性细胞<5%。在反应性间皮增生中,tenascin X 多为阴性[44]。

骨桥蛋白

骨桥蛋白(osteopontin)是一种分子量为 32kDa 的整合素细胞黏附分子,起介导细胞外基质黏附,并与 CD44 结合的作用。据报道,骨桥蛋白在各亚型的弥漫性恶性间皮瘤中均有表达。亦表达于包括肺癌在内的不同癌组织中,与肿瘤进展和预后不良相关。有报道骨桥蛋白在 28/36 例(95%)弥漫性恶性间皮瘤和 12/17 例(71%)肺癌中有表达。另据报道,石棉相关的弥漫性恶性间皮瘤患者血清骨桥蛋白水平要比无石棉接触史的患者更高,但这一说法尚未被证实[45]。

PAX 8

PAX 8 是肿瘤发展的转录基因,参与细胞分化。据报道,PAX 8 在浆液性卵巢癌中呈阳性表达,而在 24 例胸膜和 23 例腹膜的弥漫性恶性间皮瘤中呈阴性表达,但该报道的所有病例中仅 3 例为上皮样亚型[46]。

其他间皮阳性标志物

文献报道还包含多种多样公认的间皮阳性标志物,本章节仅列举一二。这些标志物包括 AMAD-1 和 AMAD-2(Donna 抗体),类甲状旁腺激素肽,ME1 和 ME2 以及 MS1,推荐这些抗体用于诊断尚需时日。

逻辑回归方法

由于间皮的可塑性和弥漫性恶性间皮瘤形态学的多样性,公认优化弥漫性恶性间皮瘤的诊断最重要的步骤是选择抗体。由于实验室间的差异和抗血清克隆的选择的不同使得 Meta 分析研究存在局限性。最新的研究聚焦于应用逻辑回归方法优化上皮样型弥漫性恶性间皮瘤的诊断及其与肺腺癌的鉴别诊断。由 calretinin、BG8 和 MOC-31 组成的 3 种抗体组合模式,可使得诊断的敏感度(>96%)和特异度最大化[47]。采用贝叶斯统计分析(Bayesian statistical analysis)对以往发表的 Meta 分析进行研究,发现在抗体的选择上,无论是选择单个或是一对抗体,对弥漫性恶性间皮瘤与转移性肺腺癌进行鉴别诊断,基本上与广泛选择组合抗体一样有效[48]。TTF-1 联合 WT-1 被发现是确诊弥漫性恶性间皮瘤基于循证医学首选的免疫标志物。近期,通过回归树分析来定义确诊弥漫性恶性间皮瘤的抗体最小组合,显示 calretinin 阳性,加上 BG8 阴性则高度提示弥漫性恶性间皮瘤[49]。

免疫组织化学在浆膜梭形细胞肿瘤诊断中的作用

虽然免疫组织化学有助于弥漫性恶性间皮瘤的诊断,但通常对起源于浆膜的孤立性梭形细胞肿瘤的实用性有限。

CK 在肉瘤样型弥漫性恶性间皮瘤(CK 阳性)和多数肉瘤(CK 阴性)的鉴别中起着至关重要的作用。一般来说,非间皮来源的梭形细胞增生,反应性或肿瘤性病变 CK 均为阴性。在发生于浆膜且以梭形细胞形态学为表现的弥漫性肿瘤,CK 阳性则更倾向肉瘤样型弥漫性恶性间皮瘤的诊断,而不诊断为肉瘤。然而,这也一样存在陷阱。首先,并非所有的肉瘤样型弥漫性恶性间皮瘤 CK 均阳性,其次,一些形态温和的恶性肉瘤,特别是那些具有上皮样特征的肉瘤同样亦表达 CK。如一些平滑肌肉瘤,上皮样血管肉瘤和滑膜肉瘤等。

已经认识到间皮下梭形细胞表达低分子量 CK,这些细胞可能源于不同炎症情况下发生的增生性改变。这可能使得一些粗心的病理医师将其过度诊断为肉瘤样型弥漫性恶性间皮瘤。实际上表达 CK 的细胞分布有助于区分良性和肿瘤性间皮增生(图 12-15)。

间皮标志物对鉴别肉瘤样型弥漫性恶性间皮瘤和其他梭形细胞恶性肿瘤的实用性有限(表 12-13)。而 D2-40 可能是肉瘤样型弥漫性恶性间皮瘤诊断的有用标志物,但这还有待于进一步证实。

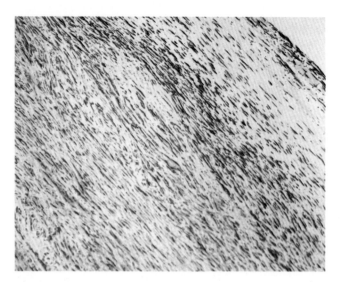

图 12-15   反应性胸膜炎 CK 染色阳性,显示呈平行线样表达,细胞排列有序

表 12-13   用于肉瘤样型弥漫性恶性间皮瘤诊断的间皮标志物

间皮瘤免疫组织化学

间皮瘤,肉瘤,肉瘤样癌	CK	calretinin	CK5/6	Thr	WT-1
Cardiff					
间皮瘤(n=31)	77	39	29	29	—
肉瘤(n=30)	32	0	4	16	
肉瘤样癌(n=4)	100	0	0	0	
Lucas					
间皮瘤(n=20)	83	70	0	60	0
	17	17	0	38	4
	100	60	4	40	0
Doglioni					
间皮瘤(n=3)	100	100	—	—	—
Oates					
间皮瘤(n=8)	100	—	50	—	—

在胸膜梭形细胞肿瘤的鉴别诊断中,考虑肿瘤的解剖学分布是很重要的。换句话说,弥漫性胸膜肿瘤若梭形细胞 CK 阳性则强烈提示弥漫性恶性间皮瘤,而多不考虑转移性肉瘤样癌或肉瘤。肉瘤样癌更常表现为局部肿块,肿瘤性梭形细胞呈 CK 阳性,并且通常还存在其他分化的区域,如鳞癌或腺癌成分,少见神经内分泌分化。在一些病例中,癌标志物仅呈局灶表达。鉴别肉瘤样型弥漫性恶性间皮瘤与肉瘤样

癌最可靠的方式是肿瘤大体解剖学分布的差别。肉瘤多不表达 CK。胸膜恶性梭形细胞肿瘤的鉴别诊断包括肉瘤样型弥漫性恶性间皮瘤,肉瘤样癌和肉瘤。在这种情况下,免疫组织化学识别弥漫性恶性间皮瘤的作用主要依靠梭形细胞呈 CK 阳性,以及一定程度上表达间皮标志物。广谱 CK(AE1/AE3),CAM5.2(CK8 和 CK18)以及 MNF116 可以单独或联合使用来优化 CK 阳性的定位。多数肉瘤样型弥漫性恶性间皮瘤和肉瘤样癌显示 CK 呈弥漫强阳性表达。在一大样本病例研究中,采用 AE1/AE3/CAM5.2 混合物和 MNF116 对 280 例肉瘤样型弥漫性恶性间皮瘤进行免疫组织化学标记,93% 的病例得以确认[50]。而肉瘤则明显不同,尽管有个别例外。如现在已认识到许多肉瘤具有上皮样形态学特征,其可表达 CK,尤其是 CAM5.2。一般来说,当肉瘤中出现 CK 表达时,多呈弱表达及局灶表达。然而,滑膜肉瘤 CK 亦可呈弥漫强阳性表达。

肉瘤样型弥漫性恶性间皮瘤与滑膜肉瘤的鉴别诊断尤其具有挑战性。两者不仅形态学有些相似,而且免疫表型上也有相似之处。首先,滑膜肉瘤可能表达 CK,甚至表达间皮标志物 calretinin、CK5/6 和血栓调节蛋白。但多数滑膜肉瘤为局部肿瘤,通过细胞遗传学分析能明确与弥漫性恶性间皮瘤区分,>96% 的滑膜肉瘤存在 X:18 易位,但弥漫性恶性间皮瘤则无此易位。

恶性孤立性纤维性肿瘤、硬纤维瘤和胸膜胸腺瘤(WHO A 型)亦可酷似弥漫性恶性间皮瘤。但恶性孤立性纤维性肿瘤不表达 CK,而表达 CD34、Bcl-2 和 CD99。胸膜硬纤维瘤同样不表达 CK,而表达 SMA,desmin 和 β-catenin。WHO A 型原发性胸膜胸腺瘤呈梭形细胞形态,通常 CK 阳性。此外,还有报道它们表达 CK5/6 和血栓调节蛋白。肿瘤细胞不表达 calretinin,而间质肥大细胞 calretinin 阳性。

免疫组织化学在反应性与肿瘤性间皮增生鉴别诊断中的作用

反应性间皮增生可由上皮样或由梭形细胞组成。每一个病例的鉴别诊断也不相同。一方面,上皮样反应性间皮增生要与恶性上皮增生相鉴别,另一方面,反应性梭形细胞增生要与恶性梭形细胞肿瘤,尤其是促纤维增生性弥漫性恶性间皮瘤相鉴别。在小活检标本中良恶性的鉴别尤为困难。免疫组织化学对鉴别反应性与肿瘤性上皮样间皮增生要比鉴别良恶性梭形细胞增生更为有用。

进行若干标志物检测,其中最可靠的标志物要数 EMA 和 p53 联合 desmin 检测了,EMA 和 p53 均优先表达于肿瘤性间皮,而 desmin 优先表达于反应性间皮。

EMA

EMA 是在人乳脂肪球膜上发现的一种高分子量跨膜糖蛋白。EMA 表达于大多数正常和肿瘤性上皮(通常呈胞质阳性),以及浆细胞、活化的 B 淋巴细胞、弥漫性恶性间皮瘤(细胞膜阳性)、间叶组织和一些淋巴瘤(间变性大细胞淋巴瘤)。尽管已有研究根据 EMA 细胞定位(细胞质和细胞膜)来鉴别腺癌与上皮样型弥漫性恶性间皮瘤,但多数研究者并不赞成这么做。

EMA 是鉴别反应性(良性)间皮增生和弥漫性恶性间皮瘤的一线标志物[51,52]。当仅显示为局灶弱表达时,判读上可能出现困难,这种情况多见于良性增生。因此,对于局灶 EMA 表达不要过判读,这点非常重要。此时,应根据其他有用的标志物(如 P53 和 desmin)以及临床影像学和其他病理发现来综合判断。反应性间皮 EMA 通常阴性(表 12-14)。

表 12-14　EMA 在反应性和肿瘤性间皮增生中的表达

标志物	反应性间皮增生	弥漫性恶性间皮瘤	作者
EMA(克隆号 Mc5)	12/20(60%)	14/20(70%)	Saad[51]
EMA(克隆号 E29)	0/20(0%)	15/20(75%)	Saad[51]
EMA(克隆号 E29)	8/40(20%)	48/60(80%)	Attanoos[52]

P53

P53 是位于 17 号染色体短臂上的一种抑癌基因,编码涉及转录调节和细胞生长的 53kDa 核磷蛋白。人类肿瘤中常见 P53 突变,包括弥漫性恶性间皮瘤,但 P53 突变不存在于反应性间皮增生中。P53 免疫组织化学染色需要适当的抗原修复,最好是微波加热修复。约 1/3 的肺癌可见 P53 表达。P53 核表达可呈斑片状,尤其是在细胞学标本中(图 12-16)。

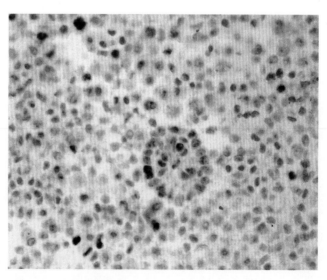

图 12-16　1 例细胞学标本 P53 染色呈斑片状分布,经活检最后诊断为弥漫性恶性间皮瘤

desmin

desmin 是一种中间丝,存在于心脏平滑肌和横纹肌以及各种肌组织来源的间叶肿瘤中。有报道 desmin 表达于伴有平滑肌分化的弥漫性恶性间皮瘤中。反应性间皮细胞 desmin 阳性,相反多数上皮样型弥漫性恶性间皮瘤和癌为阴性[16,52-54]。这对于浆膜腔积液细胞学和组织学标本都十分实用(表 12-15)。

表 12-15　desmin 在反应性和肿瘤性间皮增生中的表达

抗体	反应性间皮增生	弥漫性恶性间皮瘤	作者
desmin	34/40(85%)	6/60(10%)	Attanoos 等[52]
desmin	47/56(84%)	1/12(8%)	Davidson 等[53]
	+	ND	Kupryjaczyka[54]
	ND ª	9/16(56%)	Mayall 等[16]

ªND,未检测

其他报道的一些反应性间皮和弥漫性恶性间皮瘤鉴别的标志物还有 Bcl-2、P-糖蛋白(P170)、β-PDGFR、rep86 和 GLUT1 等。

Glut1

Glut1 是葡萄糖转运蛋白家族成员之一。Glut1 局限表达于一些正常组织,如红细胞、肾小管、胎盘、睾丸生殖细胞及神经束膜。还表达于一部分癌中(如乳腺癌、肺癌、头颈部癌、膀胱癌及肾细胞癌等),特别是在结直肠癌中呈强表达。已报道 Glut1 在弥漫性恶性间皮瘤中表达阳性而在反应性胸腔积液中呈局限性表达。Kato 报道 40 例弥漫性恶性间皮瘤 Glut1 全部(100%)呈阳性表达,而 40 例良性间皮增生 Glut1 均阴性(0%)[55]。Glut1 阳性对肉瘤样型弥漫性恶性间皮瘤的诊断作用十分有限。

尽管已有一些关于增殖标志物的研究,包括 MCM-2 和 Ki-67 等,但似乎价值有限。

免疫组织化学在反应性与肿瘤性梭形细胞病变鉴别中的作用

免疫组织化学对鉴别良性梭形细胞增生和肉瘤样型弥漫性恶性间皮瘤的作用不大。在肿瘤边缘,角蛋白对可疑间皮细胞浸润区域的识别非常有用,P53 和 EMA 可能亦会表达,但在这样的情况下,这些标志物的敏感性较低,因此阴性表达的价值有限。

人端粒酶反转录酶

端粒酶是一种聚合酶,能将端粒 DNA 序列增加至染色体两端,以增强细胞增殖能力。端粒酶不存在于正常体细胞,但存在于干细胞、生殖细胞及恶性肿瘤细胞中。通过免疫组织化学可检测端粒酶表达,端粒酶表达定位于细胞核及细胞质,在约 85% 的人类癌症中可检测出端粒酶的活性。已被推荐作为良性间皮增生和弥漫性恶性间皮瘤鉴别的标志物。研究证明 67/68(99%)的恶性间皮瘤端粒酶阳性,而 0/3 良性间皮增生端粒酶均阴性(0%)[56]。当然,还需进一步的研究验证这些指标用于鉴别反应性与肿瘤性间皮增生的有效性。

表 12-16 总结了常用免疫组织化学抗体组合;表 12-17 总结了一些常用的免疫标记的优缺点。

表 12-16　常用免疫组织化学抗体组合总汇

A. 上皮样型弥漫性恶性间皮瘤/肺腺癌

calretinin	TTF-1
CK5/6	MOC-31
WT-1	BG8
D2-40	CEA

B. 上皮样型弥漫性恶性间皮瘤/鳞癌

WT-1	p63(p40)
calretinin	MOC-31
	BG8

(无鉴别作用:CK5/6、CD141、D2-40)

C. 上皮样型弥漫性恶性间皮瘤/透明细胞型 RCC

CK5/6	Leu M1
calretinin	RCC
mesothelin	

(无鉴别作用:CEA、BG8、Ber EP4、CD141、WT-1)

D. 腹膜上皮样型弥漫性恶性间皮瘤/浆液性癌

calretinin	MOC31
D2-40	BG8

(无鉴别作用:CK5/6、WT-1、CEA)

表 12-17　常用免疫组织化学抗体的优缺点

癌胚抗原(CEA)

优点:多克隆 CEA 对腺癌具有高度特异性,为腺癌的一线标志物,对胸膜弥漫性恶性间皮瘤腺癌的鉴别十分有用。

缺点:非特异性抗原染色能造成假阳性反应。多克隆 CEA 可能使富含透明质酸盐的上皮样型弥漫性恶性间皮瘤着色,在免疫组织化学染色前用透明质酸酶预处理可减少假阳性。这些染色阳性病例即所谓"黏蛋白阳性"上皮样型弥漫性恶性间皮瘤。CEA 在 RCC 和卵巢浆液性乳头状癌中呈阴性,限制了它在鉴别腹膜弥漫性恶性间皮瘤和腺癌的作用。

Leu M1(CD15)

优点:Leu M1 是鉴别腺癌和上皮样型弥漫性恶性间皮瘤十分有用的标志物。

缺点:Leu M1 可为局灶性着色,在小活检标本中因炎性细胞和坏死区域也呈阳性,会使得判读上发生困难。

Ber EP4

优点:BER EP4 是鉴别腺癌和弥漫性恶性间皮瘤十分有用的标志物。

缺点:腺癌通常呈明显的环形膜染色,而 20% 的弥漫性恶性间皮瘤也会出现灶状表达,通常为侧面膜着色。

TTF-1

优点:TTF-1 为肺腺癌和小细胞癌的一线上皮阳性标志物,未见弥漫性恶性间皮瘤 TTF-1 表达的报道。TTF-1 能有效判断小细胞癌为肺原发(阳性)或肺外(阴性)起源。

CK-pan

优点:CK-pan 用于鉴别上皮样恶性间皮瘤和腺癌的作用十分有限。但在胸膜恶性上皮样肿瘤中,CK-pan 阴性能充分地排除弥漫性恶性间皮瘤和转移性癌的诊断,而考虑其他上皮样肉瘤的诊断,最常见有上皮样血管肉瘤(上皮样血管内皮瘤或上皮样血管肉瘤)、恶性黑色素瘤或淋巴瘤等。

细胞黏附分子

缺点:不提倡将细胞黏附分子作为弥漫性恶性间皮瘤(N-cadherin)和腺癌(E-cadherin)的一线标志物,但上述 2 种抗体可考虑作为候补的二线标志物。

CD141

优点:CD141 对上皮样型弥漫性恶性间皮瘤诊断的敏感性低,并且对肉瘤样型弥漫性恶性间皮瘤中的作用有限,最好作为二线间皮标志物使用。然而有证据表明,CD141 在小细胞性弥漫性恶性间皮瘤中的表达率很高,通常呈显著的膜着色。

缺点:CD141 也表达于内皮细胞,这可能产生判读上的问题。局灶线性着色和非环形着色可能被过判为阳性,尤其是肉瘤样型弥漫性恶性间皮瘤的病例。同样的判读问题也见于 D2-40。CD141 加上 CK5/6 特征性表达于鳞状上皮细胞及其肿瘤,尿路上皮细胞及其肿瘤,以及一些特定的形态类似恶性间皮瘤的肿瘤,如滑膜肉瘤和胸腺上皮肿瘤。CD141 细胞质颗粒状表达可见于腺癌和一些弥漫性恶性间皮瘤,尤其是在细胞退变及坏死区域。

续表

calretinin

优点:calretinin 为鉴别上皮样型弥漫性恶性间皮瘤与腺癌的一线间皮阳性标志物。此外,对肉瘤样型弥漫性恶性间皮瘤的诊断也有一定帮助,但作用有限。

缺点:某些转移性癌,主要是 RCC 和结肠腺癌(尤其是低分化癌)可能出现 calretinin 阳性。calretinin 表达也可见于高分化腺泡型肺癌,非特指的大细胞癌,大细胞神经内分泌癌,小细胞癌,鳞状细胞癌和巨细胞癌。

D2-40

优点:D2-40 是鉴别上皮样型弥漫性恶性间皮瘤与肺腺癌有用的间皮阳性标志物,对于肉瘤样间皮瘤,文献报道结果不一致。

缺点:D2-40 可表达于胸膜的恶性血管肉瘤,如考虑恶性上皮样血管肉瘤,则需要做 CD31 及 CD34 免疫组织化学染色,二者在弥漫性恶性间皮瘤中不表达。

WT-1

优点:WT-1 是鉴别上皮样型弥漫性恶性间皮瘤和腺癌的有用阳性标志物。

缺点:WT-1 作为肉瘤样型弥漫性恶性间皮瘤的阳性标志物作用有限。在腹膜,WT-1 不是理想的间皮阳性标志物,尤其在女性,因卵巢浆液性癌常见表达。

EMA

优点:EMA 是鉴别反应性(良性)间皮增生(阴性)与弥漫性恶性间皮瘤(阳性)的一线标志物。

缺点:当 EMA 仅呈灶性弱阳性表达时,判读上可能发生困难,这种情况多见于良性增生。

(刘伟 译,余英豪 校)

参考文献

1. Husain AN, Colby TV, Ordonez NG. Guidelines for pathologic diagnosis of malignant mesothelioma: a consensus statement from the International Mesothelioma Interest Group. *Arch Pathol Lab Med* 2009;133:1317–1331.

2. King JR, Thatcher N, Pickering CAC, et al. Sensitivity and specificity of immunohistochemical markers used in the diagnosis of epithelioid mesothelioma: a detailed systematic analysis using published data. *Histopathology* 2006;48:223–232.

3. Sheibani K, Battifora H, Burke JS. Antigenic phenotype of malignant mesotheliomas and pulmonary adenocarcinoma. An immunohistochemical analysis demonstrating the value of Leu M1 antigen. *Am J Pathol* 1986;123:212–219.

4. Otis CN, Carter D, Cole S, et al. Immunohistochemical evaluation of pleural mesothelioma and pulmonary adenocarcinoma. A bi-institutional study of 47 cases. *Am J Surg Pathol* 1987;11:445–456.

5. Dejmek A, Hjerpe A. Carcinoembryonic antigen like reactivity in malignant mesothelioma. A comparison between different commercially available antibodies. *Cancer* 1994;73:464–469.

6. Bateman AC, al-Talib RK, Newman T, et al. Immunohistochemical phenotype of malignant mesothelioma: predictive value of CEA 125 and HBME 1 expression. *Histopathology* 1997;30:49–56.

7. Sheibani K, Esteban JM, Bailey A, et al. Immunologic and molecular studies as an aid to the diagnosis of malignant mesothelioma. *Hum Pathol* 1992;23:107–116.

8. Gaffey MJ, Mills FE, Swanson PE, et al. Immunoreactivity for Ber EP4 in adenocarcinoma, adenomatoid tumours and malignant mesotheliomas. *Am J Surg Pathol* 1992;16:593–599.

9. Dejmek A, Brockstedt U, Hjerpe A. Optimisation of a battery using 9 immunocytochemical variables for distinguishing between epithelial mesothelioma and adenocarcinoma. *APMIS* 1997;105:889–894.

10. Ordonez NG. Value of the Ber EP4 antibody in differentiating epithelial pleural mesothelium from adenocarcinoma. *Am J Clin Pathol* 1998;109:85–89.

11. Nagle RB. A review of intermediate filament biology and their use in pathological diagnosis. *Mol Biol Rep* 1994;19:3–21.

12. Moll R, Dhouailly D, Sun TT. Expression of cytokeratin 5. A distinctive feature of epithelial and biphasic mesotheliomas. *Virchows Arch B Cell Pathol Incl Mol Pathol* 1989;58:129–145.

13. Clover J, Oates J, Edwards C. Anticytokeratin 5/6: a positive marker for epithelioid mesothelioma. *Histopathology* 1997;31:140–143.

14. Cury PM, Butcher DN, Fisher C, et al. Mesothelium-associated antibodies thrombomodulin, cytokeratin 5/6, calretinin, and CD44H in distinguishing epithelioid pleural mesothelioma from adenocarcinoma metastatic to the pleura *Mod Pathol* 2000;13:107–112.

15. Attanoos RL, Gallateau-Salle F, Gibbs AR, et al. Primary thymic epithelial tumours of the pleura mimicking malignant mesothelioma. *Histopathology* 2002;41:42–49.

16. Mayall FG, Goddard H, Gibbs AR. Intermediate filament expression in mesothelioma: leiomyoid mesotheliomas are not uncommon. *Histopathology* 1992;21:453.

17. Ordonez NG. Immunohistochemical diagnosis of epithelioid mesotheliomas: a critical review of old markers, new markers. *Hum Pathol* 2002;33:953–967.

18. Rucko LP, De Laatp A, Matteucci C. Expression of Icam-1 and Vcam-1 in human malignant mesothelioma. *J Pathol* 1996;179:266–271.

19. Collins CL, Ordonez NG, Schaefer R, et al. Thrombomodulin expression in malignant pleural mesothelioma and pulmonary adenocarcinoma. *Am J Pathol* 1992;141:827–833.

20. Brown RW, Clarke GM, Tandon AK, et al. Multiple marker immunohistochemical phenotypes distinguishing malignant pleural mesothelioma from pulmonary adenocarcinoma. *Hum Pathol* 1993;24:347–354.

21. Ascoli V, Scalzo CC, Taccougna S, et al. The diagnostic value of thrombomodulin immunolocalisation in serous effusions. *Arch Pathol Lab Med* 1995;119:1136–1140.

22. Attanoos RL, Webb R, Dojcinov SD, et al. Malignant epithelioid mesothelioma: anti-mesothelial marker expression correlates with histological pattern. *Histopathology* 2001;39:584–588.

23. Attanoos RL, Webb R, Dojcinov SD, et al. Value of mesothelial and epithelial antibodies in distinguishing diffuse peritoneal mesothelioma in females from serous papillary carcinoma of the ovary and peritoneum. *Histopathology* 2002;40:237–244.

24. Attanoos RL, Goddard H, Gibbs AR. Mesothelioma binding antibodies: thrombomodulin OV632 and HBME1 and their use in the diagnosis of mesothelioma. *Histopathology* 1996;29:209–215.

25. Chang K, Pai LH, Pass H. Monoclonal antibody K1 reacts with epithelial mesothelioma but not with lung adenocarcinoma. *Am J Surg Pathol* 1992;16:259–268.

26. Ordonez NG. Value of mesothelin immunostaining in the diagnosis of mesothelioma. *Mod Pathol* 2003;16:192–197.

27. Doglioni C, Dei Toss AP, Laurino L, et al. Calretinin: a novel immunocytochemical marker for mesothelioma. *Am J Surg Pathol* 1996;20:1037–1046.

28. Ordonez NG. Value of calretinin immunostaining in differentiating epithelial mesothelioma from lung adenocarcinoma. *Mod Pathol* 1998;11:929–933.

29. Barberis MC, Faleri M, Veronesi S, et al. Calretinin. A selective marker of normal and neoplastic mesothelial cells in serous effusions. *Acta Cytol* 1997;41:1757–1761.

30. Brockstedt U, Guluas M, Dobra K, et al. An optimised battery of 8 antibodies that can distinguish most cases of epithelial mesothelioma from adenocarcinoma. *Am J Clin Pathol* 2000;114:203–209.

31. Carella R, Deleonardi G, D'Rrico A, et al. Immunohistochemical panels for differentiating epithelial malignant mesothelioma from lung adenocarcinoma. A study with logistic regression analysis. *Am J Surg Pathol* 2000;25:43–50.

32. Miettenen M, Sarlomo-Rikala M. Expression of calretinin, thrombomodulin, keratin 5 and mesothelin lung carcinomas of different types: an immunohistochemical analysis of 596 tumours in comparison with epithelioid mesotheliomas of the pleura. *Am J Surg Pathol* 2003;27:150–158.

33. Kimura A. Podoplanin as a marker for mesothelioma. *Pathol Int* 2005;55:83–86.

34. Ordonez NG. The diagnostic utility of immunohistochemistry in distinguishing between epithelioid mesotheliomas and squamous carcinomas of the lung: a comparative study. *Mod Pathol* 2006;19:417–428.

35. Chu A Y, Litzky LA, Pasha TL, et al. Utility of D2-40, a novel mesothelial marker, in the diagnosis of malignant mesothelioma. *Mod Pathol* 2005;18:105–110.

36. Ordonez NG. D2-40 and podoplanin are highly specific and sensitive immunohistochemical markers of epithelioid malignant mesothelioma. *Hum Pathol* 2005;36:372–380.

37. Amin KM, Litzky LA, Smythe WR, et al. Wilm's tumour 1 susceptibility (WT1) gene products are selectively expressed in malignant mesothelioma. *Am J Pathol* 1995;14:6 344–356.

38. Foster MR, Johnson JE, Olson SJ, et al. Immunohistochemical analysis of nuclear v's cytoplasmic staining in WT1 in malignant mesotheliomas and primary pulmonary adenocarcinomas. *Arch Pathol Lab Med* 2001;125:1316–1320.

39. Ordonez NG. Value of thyroid transcription factor 1, e-cadherin, BG8, WT1 and CD44s immunostaining in distinguishing epithelial pleural mesothelioma from pulmonary and non pulmonary adenocarcinoma. *Am J Surg Pathol* 2000;24:598–606.

40. Ho CC, Kuo SH, Huang PH, et al. Caveolin-1 expression is significantly associated with drug resistance and poor prognosis in advanced non-small cell lung cancer patients treated with Gem cytogene based chemotherapy. *Lung Cancer* 2008;59:105–110.

41. Amatya VJ, Takeshima Y. Caveolin-1 is a novel immunohistochemical marker to differentiated epithelioid mesothelioma from lung adenocarcinoma. *Histopathology* 2009;55:10–19.

42. Bishop JA, Sharma R, Illei PB. Napsin A and thyroid transcription factor-1 expression in carcinomas of the lung, breast, pancreas, colon, kidney, thyroid and malignant mesothelioma. *Hum Pathol* 2010;41:20–25.

43. Yang M, Nonaka D. A study of immunohistochemical differential expression in pulmonary and mammary carcinomas. *Mod Pathol* 2010;23:654–661.

44. Yuan y, Nymoen DA, Staynes HT, et al. Tenascin X is a novel diagnostic marker of malignant mesothelioma. *Am J Surg Pathol* 2009;33:1673–1682.

45. Pass HI, Lott D, Lonardo F, et al. Asbestos exposure, pleural mesothelioma and serum osteopontin levels. *N Engl J Med* 2005;353:1564–1573.

46. Laury AR, Homick JL, Perets R, et al. PAX 8 reliably distinguishes ovarian serous tumours from malignant mesothelioma. *Am J Surg Pathol* 2010;34:627–635.

47. Yaziji H, Battifora H, Barry TS, et al. Evaluation of 12 antibodies for distinguishing epithelioid

mesothelioma from adenocarcinoma: identification of a 3 antibody immunohistochemical panel with maximal sensitivity and specificity. *Mod Pathol* 2006;19:514–523.

48. Marchevsky AM, Wick MR. Evidence based guidelines for the utilisation of immunostains in diagnostic pathology: pulmonary adenocarcinoma vs mesothelioma. *Appl Immunohistochem Mol Morphol* 2007;15:140–144.

49. Klebe S, Nurminen M, Leigh J, et al. Diagnosis of epithelial mesothelioma using tree based regression analysis and a minimal panel of antibodies. *Pathology* 2009;41:140–148.

50. Klebe S, Brownlee NA, Mahar A, et al. Sarcomatoid mesothelioma: a clinical-pathologic correlation of 326 cases. *Mod Pathol* 2010;23:470–479.

51. Saad RS, Cho P, Liu YL, et al. The value of epithelial membrane antigen in separating benign mesothelial proliferation from malignant mesothelioma: a comparative study. *Diagn Cytopathol* 2005;32:156–159.

52. Attanoos RL, Griffin A, Gibbs AR. The use of immunohistochemistry in distinguishing reactive from neoplastic mesothelium. A novel use for desmin and comparative evaluation with epithelial membrane antigen, P53, platelet-derived growth factor receptor, P-glycoprotein and Bcl-2. *Histopathology* 2003;43:231–238.

53. Davidson B, Nielsen SCT, Christensen JCT, et al. The role of desmin and N-cadherin in effusion cytology: a comparative study using established markers of mesothelial and epithelial cells. *Am J Surg Pathol* 2001;25:1405–1412.

54. Kupryjaczyka J. Desmin expression in reactive mesothelium: a potential aid in evaluation of gynecologic specimens. *Int J Gynecol Path* 1998;17:123–128.

55. Kato Y, Tsuta K, Seki K, et al. Immunohistochemical detection of Glut 1 can discriminate between reactive mesothelium and malignant mesothelioma. *Mod Pathol* 2007;20:215–220.

56. Kumaki F, Kawai T Churg A, et al. Expression of Telomerase reverse transcriptase (TERT) in malignant mesothelioma. *Am J Surg Pathol* 2002;26:365–370.

第13章 非典型间皮增生

▶ Timothy Craig Allen

若胸膜增生经适当的组织学与免疫组织化学检查排除了胸膜转移性肿瘤的诊断，并且增生的细胞被证实起源于间皮，随后则必须确定胸膜增生属于恶性疾病，即弥漫性恶性间皮瘤，还是良性增生或反应性增生。许多单纯间皮细胞增生和纤维性胸膜炎的病例，很容易做出诊断。但有一些上皮样或梭形细胞样胸膜增生病例的诊断非常困难，因为这些非典型间皮增生与胸膜弥漫性恶性间皮瘤的形态类似，因此具有重要的诊断意义。

胸膜良性反应性上皮样非典型增生形态学酷似上皮样型弥漫性恶性间皮瘤；纤维性胸膜炎中良性反应性梭形细胞增生则酷似肉瘤样型弥漫性恶性间皮瘤。考虑到弥漫性恶性间皮瘤的不良预后及其诊断后伴随的医学法律诉讼等情况，将非典型间皮增生与上皮样型弥漫性恶性间皮瘤、纤维性胸膜炎与肉瘤样型弥漫性恶性间皮瘤鉴别开来是极其重要的[1,2]。弥漫性恶性间皮瘤的发生常常与反应性上皮样非典型间皮细胞增生和（或）纤维性胸膜炎相伴随，这使得准确诊断更为复杂化。只有在经过谨慎细致的大体观察及显微镜检查，并适当关注临床及影像学检查结果之后，才能做出非典型间皮增生、纤维性胸膜炎或弥漫性恶性间皮瘤的诊断。一些弥漫性恶性间皮瘤病例的诊断相对简单，基本上无需特别考虑其与非典型间皮增生或纤维性胸膜炎的鉴别诊断；但也有一些比较困难的病例，病理医师必须在良性增生、反应性非典型间皮增生、纤维性胸膜炎与弥漫性恶性间皮瘤之间作出鉴别。这些病变之间的鉴别是非常困难的，事实上，它可能是病理诊断中难度最大的[3,4]。

病理医师在进行弥漫性恶性间皮瘤与非典型间皮增生/纤维性胸膜炎的鉴别过程中，有一些必须考虑的要点：①病变诊断与石棉接触史无关，无论患者是否有石棉接触史都不应该影响病理医师的诊断。②术语 AMP，即"非典型间皮细胞增殖"（atypical mesothelial proliferation）和"非典型间皮增生"（atypical mesothelial hyperplasia）虽然表示同样的过程，但病理医师应清楚两者在什么情况下能够互换使用，不可混淆（译者注：国内病理界目前仍都使用增生一词）。③原位间皮瘤-显著非典型间皮细胞沿胸膜表面呈单排排列[4]，在一些病例中可能出现在非常接近弥漫性恶性间皮瘤的区域。然而,如果其组织学特征明显与单纯间皮增生和非典型间皮增生重叠,则不宜诊断为原位间皮瘤(图 13-1)。相反,若活检组织仅包含"原位间皮瘤"的组织学特征,则应当诊断为非典型间皮增生。④由于许多患者存在胸腔积液,因此常有细胞学标本需要病理医师诊断。重要的是要记住,仅靠细胞学检查是不足以做出弥漫性恶性间皮瘤和非典型间皮增生/纤维性胸膜炎诊断的,通过细胞学诊断弥漫性恶性间皮瘤可能是极罕见的例外。病理医师还应该记住,良性间皮细胞增生,包括单纯增生和非典型间皮增生往往也会出现显著的细胞异型性,相反,弥漫性恶性间皮瘤可表现出特别温和的细胞学特征(图 13-2、图 13-3)。⑤足够的活检组织对做出正确诊断至关重要。细针穿刺活检组织几乎总是太有限,不适用于做出恰当的诊断。准确诊断通常需要较大的胸腔镜活检标本,在一些病例甚至这些活检组织都可能因位置表浅并且包含的组织不足而无法进行恰当的组织学评估。⑥由于良性反应性胸膜状态常引起胸腔积液和胸膜增厚,酷似弥漫性恶性间皮瘤,因此明显胸膜增厚的病例在缺乏影像学检查的情况下,病理医师在诊断弥漫性恶性间皮瘤时应特别谨慎。早期的弥漫性恶性间皮瘤,即尚未表现出明显的胸膜增厚,这种病例的确会偶尔遇到,但都非常罕见。⑦对于疑难病例,请求在弥漫性恶性间皮瘤和非典型间皮增生诊断上具有专长的肺部病理医师帮助诊断是必要的。美国-加拿大间皮瘤合作小组和国际间皮瘤合作小组或许能够对诊断疑难病例提供帮助。务必记住,如果诊断弥漫性恶性间皮瘤存有任何疑问,就不宜做出间皮瘤的诊断,而应诊断为非典型间皮增生。对于诊断为非典型间皮增生的病例,临床医师应对患者进行重新评估,必要时可再次活检。

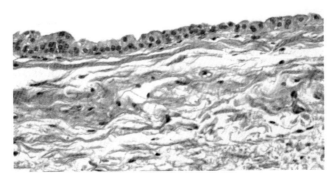

图 13-1　所谓的原位间皮瘤高倍镜图像。该区域与浸润性弥漫性恶性间皮瘤相邻,后者在本图中未显示。可与图 13-7 中单纯间皮增生相比较

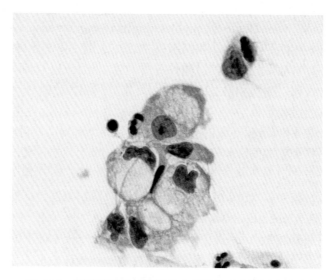

图 13-2   胸腔积液中呈明显非典型性的反应性间皮细胞

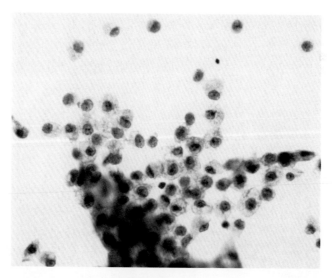

图 13-3   胸腔积液中相对温和的肿瘤性弥漫性恶性间皮瘤细胞

非典型间皮增生的大体及组织学特征

由于非典型间皮增生/纤维性胸膜炎与弥漫性恶性间皮瘤的大体特征可能重叠，因此大体检查对这些病变的鉴别作用有限。弥漫性恶性间皮瘤和非典型增生间皮/

纤维性胸膜炎往往都会引起胸腔积液,但胸膜弥漫性恶性间皮瘤典型表现为显著的胸膜增厚,围绕肺周围呈果壳样结构,这一大体特点在非典型间皮增生中可出现,但也可不出现。由于在有限的活检组织中这一特征可能并不明显,因此相关的临床及影像学检查是非常重要的(图 13-4～图 13-6)。

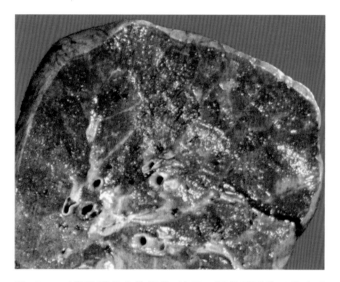

图 13-4　正常胸膜的大体图像,显示一层薄膜覆盖于肺实质表面

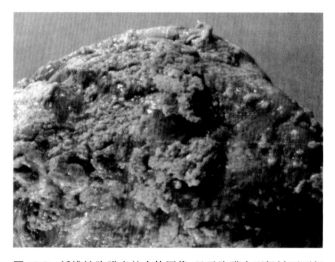

图 13-5　纤维性胸膜炎的大体图像,显示胸膜表面粗糙而不规则,主要由纤维和纤维蛋白成分构成

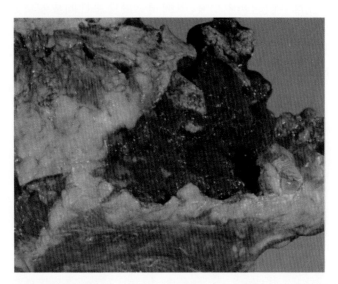

图 13-6   弥漫性恶性间皮瘤的大体图像,显示胸膜如"果壳样"增厚

　　组织学检查是非典型间皮增生/纤维性胸膜炎与弥漫性恶性间皮瘤鉴别的主要方法。在胸膜弥漫性恶性间皮瘤与更常见的胸膜转移性肿瘤的鉴别中免疫组织化学染色起着至关重要的作用,与此不同,在弥漫性恶性间皮瘤与非典型间皮增生/纤维性胸膜炎的鉴别中,免疫组织化学染色的作用要有限得多。良性反应性胸膜病变通常表现为反应性间皮细胞增生和机化性胸膜炎的不同组合,但在许多病例中都是以两者中的某种成分占优势。由于上皮样非典型间皮增生与胸膜梭形细胞增生的组织学特征不同,所以它们与上皮样或肉瘤样型弥漫性恶性间皮瘤的鉴别将分别进行讨论。

非典型间皮增生

　　任何原因引起的胸膜刺激或损伤,包括感染、气胸、术后损伤、药物反应及胶原血管疾病,都可能导致胸膜表面间皮细胞的增生。间皮增生由普遍一致的立方形至圆形的细胞构成并且局限于胸膜表面的病例应诊断为单纯间皮增生(图 13-7)。

　　然而,许多胸膜损伤或刺激的病例存在不同程度的纤维蛋白沉积、肉芽组织形成和胸膜纤维化,其间往往可见夹陷的反应性间皮细胞。所夹陷的间皮细胞可表现为形态温和的增生乃至酷似肿瘤细胞,包括酷似弥漫性恶性间皮瘤的显著非典型增生。这些非典型增生的间皮细胞被称为非典型间皮增生,必须与恶性肿瘤加以鉴别诊断。有一些组织学特征对弥漫性恶性间皮瘤与非典型间皮增生的鉴别是非常重要的,如提示良性的组织学特征包括无肺实质或胸壁软组织侵犯、无促纤维间质反应、核分裂象不多见、细胞非典型性轻、增生细胞呈胸膜表面朝向生长,以及假性浸润。这种假

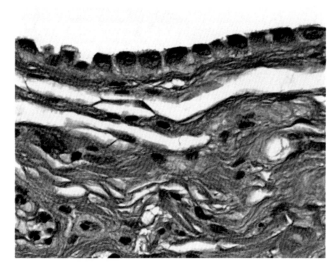

图 13-7　单纯间皮细胞增生的高倍镜图像,显示间皮细胞数量增加,呈单层排列,细胞轻度非典型性

性浸润以间皮细胞夹陷于肉芽组织或纤维成分中,且一般局限于组织平面或皱褶处为特征(图 13-8~图 13-11)。提示恶性的组织学特征包括明显的肺实质和胸壁软组织侵犯、促纤维增生反应、核分裂象异常且增多、细胞非典型性明显或恶性细胞学特征明确、整层胸膜内细胞无明显呈胸膜表面朝向生长并可见无菌性坏死[1](表 13-1)。

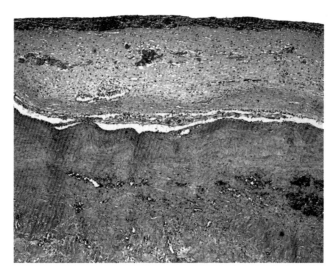

图 13-8　非典型间皮增生的中倍镜图像,显示扁平间皮细胞团呈胸膜表面朝向生长

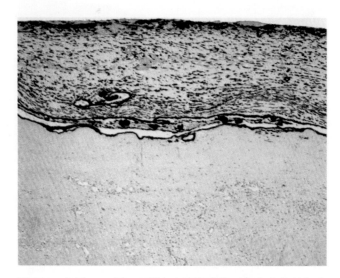

图 13-9 与图 13-8 同一区域,显示胸膜表面朝向生长的间皮细胞 CK 染色呈阳性表达,证实无间皮细胞浸润

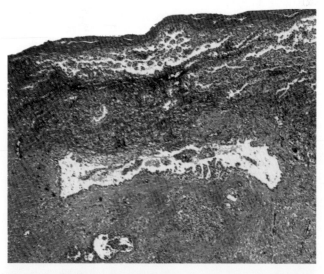

图 13-10 胸膜标本的中倍镜图像,显示组织中夹陷的间皮细胞区域可酷似弥漫性恶性间皮瘤

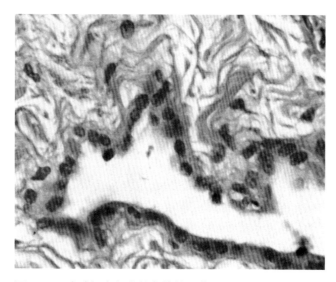

图 13-11　夹陷间皮细胞的高倍镜图像,显示细胞轻度非典型性,未见核分裂象

表 13-1　有助于非典型间皮增生与上皮样型弥漫性恶性间皮瘤鉴别的组织学特征

提示良性的特征(非典型间皮增生):

 无肺实质或胸壁软组织侵犯

 无促纤维增生反应

 核分裂象不易见

 细胞非典型性轻

 增生细胞呈胸膜表面朝向生长

 假性浸润,以间皮细胞夹陷于肉芽组织或纤维成分中,且一般局限于组织平面或皱褶处为特征

提示恶性的特征(上皮样型弥漫性恶性间皮瘤):

 明显的肺实质及胸壁软组织侵犯

 促纤维增生反应

 核分裂象异常且增多

 细胞非典型性明显或恶性细胞学特征明确

 胸膜层细胞无明显胸膜表面朝向生长

 无菌性坏死

  一旦免疫组织化学染色支持非典型细胞起源于间皮,则免疫组织化学在上皮样非典型间皮增生与弥漫性恶性间皮瘤的鉴别上就变得毫无意义,但 CK 染色可以帮助突显浸润性弥漫性恶性间皮瘤细胞(图 13-12)。重要的是要记住,那些与胸膜损伤相关的显著反应性组织学特征并不能完全排除合并有恶性肿瘤,包括转移性肿瘤和原发性胸膜肿瘤。

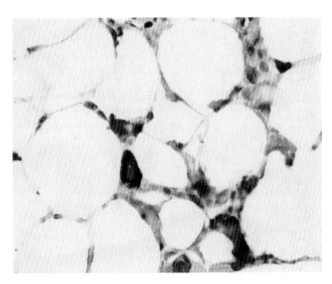

图 13-12　CK 免疫组织化学染色突出显示胸壁脂肪组织中浸润的弥漫性恶性间皮瘤细胞

纤维性胸膜炎

　　主要由梭形细胞组成的良性反应性肉瘤样增生通常为纤维性胸膜炎的表现。但肉瘤样型弥漫性恶性间皮瘤,特别是促纤维增生性弥漫性恶性间皮瘤,可能很难与纤维性胸膜炎相鉴别[5]。肉瘤样型弥漫性恶性间皮瘤与纤维性胸膜炎二者通常都有细胞稀少而胶原丰富的特点。细胞的朝向非常重要,纤维性胸膜炎典型表现为朝向胸膜表面生长的细胞增多,而朝向胸壁生长的细胞少,然而肉瘤样型弥漫性恶性间皮瘤全层细胞分布较为一致[5](图 13-13、图 13-14)。提示肉瘤样或促纤维增生性弥漫性恶性间皮瘤的组织学特征包括细胞杂乱无序,呈浸润性生长;明确的肉瘤样区域,包括明显的核异型性和非典型核分裂象;出现无菌性坏死灶[5](图 13-15～图 13-17)。尽管转移性疾病也被认为是肉瘤样型弥漫性恶性间皮瘤的一个特征,但对胸膜活检的原始诊断而言,通常作为相关的诊断特征。提示良性的组织学特征包括均一的生长方式,无浸润;细胞非典型性轻且越往深层细胞越趋于成熟;细胞朝向胸膜表面生长;炎性坏死;毛细血管数量增加且与胸膜表面呈垂直排列等[5](图 13-18、表 13-2)。肉瘤样型弥漫性恶性间皮瘤 CK 免疫组织化学通常呈阳性,因此 CK 免疫染色对病理医师识别胸壁软组织、肌肉及肺实质内的恶性细胞浸润很有帮助。这些浸润性肿瘤细胞形态学甚至可以很温和或类似成纤维细胞。肿瘤细胞常迁回于胸壁的脂肪细胞之间,骨骼肌纤维浸润较少见[5]。肉瘤样型弥漫性恶性间皮瘤的肿瘤细胞常侵犯肺实质,以类似于机化性肺炎的生长方式在胸膜下的肺泡或细支气管内形成肿瘤细胞巢,或沿次级小叶间隔生长[5]。促纤维增生性弥漫性恶性间皮瘤也可表现为膨胀性结节,即从细胞显著增多的区域突然转变为细胞稀疏、促纤维增生更明显的区域。一些纤维性胸膜炎病例可能酷似肉瘤样型弥漫性恶性间皮瘤,必须极其谨慎以避免将这些区域过度诊断为真性肉瘤样型弥漫性恶性间皮瘤。若经过仔细检查后仍存有疑问,请肺病理学专家复查将是明智之举(图 13-19～图 13-24)。

图 13-13　纤维性胸膜炎的低倍镜图像,显示远离胸膜表面细胞逐渐减少。与图 13-14 的肉瘤样型弥漫性恶性间皮瘤比较

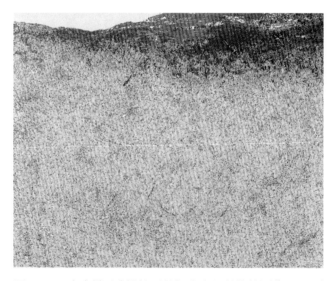

图 13-14　肉瘤样型弥漫性恶性间皮瘤的低倍镜图像,显示胸膜增厚全层基本一致的细胞。与图 13-13 的纤维性胸膜炎比较

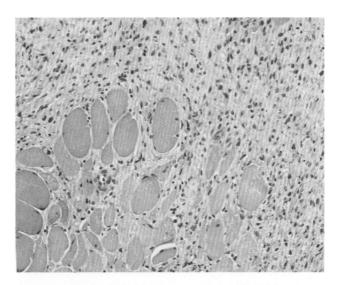

图 13-15　肉瘤样型弥漫性恶性间皮瘤的高倍镜图像,显示胸壁骨骼肌浸润

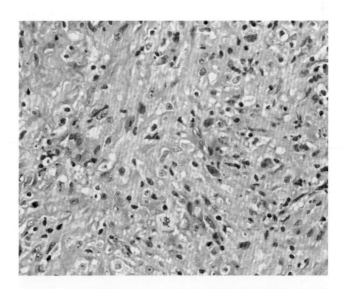

图 13-16　肉瘤样型弥漫性恶性间皮瘤的高倍镜图像,显示核非典型性及非典型核分裂象

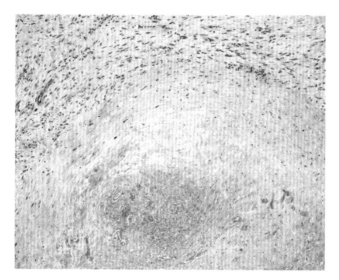

图 13-17 肉瘤样型弥漫性恶性间皮瘤中见无菌性坏死区

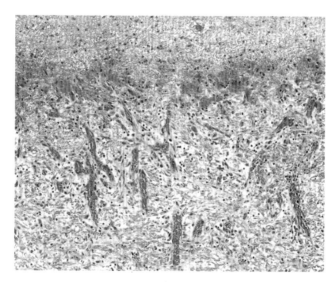

图 13-18 血管呈垂直于胸膜表面排列,提示纤维性胸膜炎而不是肉瘤样型弥漫性恶性间皮瘤

**表 13-2　有助于纤维性胸膜炎与肉瘤样弥漫性恶性
间皮瘤鉴别的组织学特征**

提示良性的特征(纤维性胸膜炎)：

　　均一的生长方式,无邻近的肺实质或胸壁侵犯

　　细胞非典型性轻,越往深层细胞越趋于成熟

　　细胞朝向胸膜表面生长

　　炎性坏死

　　毛细血管数量增加,并垂直于胸膜表面排列

提示恶性的特征(肉瘤样型弥漫性恶性间皮瘤)：

　　细胞杂乱无序,呈浸润性生长

　　明确的肉瘤样区域,细胞出现明显的核异型及非典型核分裂象特征

　　无菌性坏死

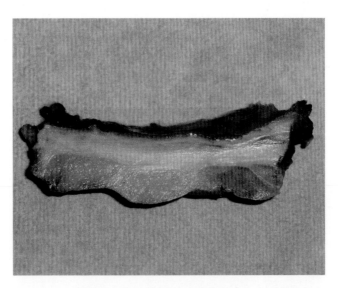

图 13-19　1 例病程很长的慢性纤维性胸膜炎的大体图像,所
形成胸膜壳样改变酷似弥漫性恶性间皮瘤

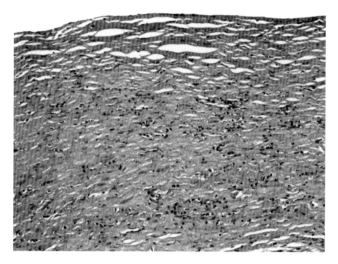

图 13-20 消退的纤维性胸膜炎可呈"编织状"生长区域与细胞区域混杂,酷似肉瘤样型弥漫性恶性间皮瘤

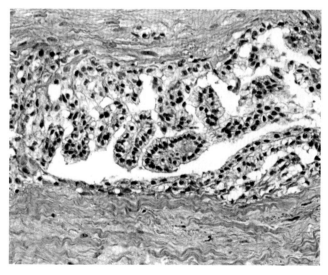

图 13-21 纤维性胸膜炎中夹陷的间皮细胞可形成酷似双相型弥漫性恶性间皮瘤的复杂结构

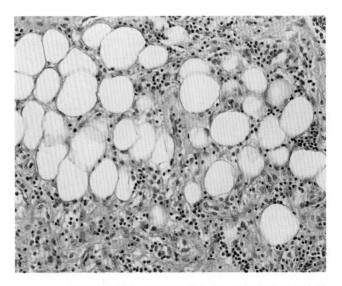

图 13-22 纤维性胸膜炎可累及脂肪组织,酷似肉瘤样型弥漫性恶性间皮瘤胸壁脂肪组织侵犯

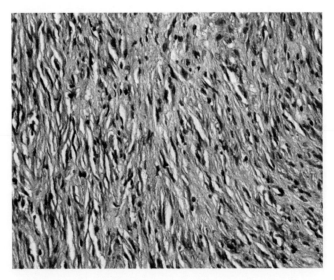

图 13-23 纤维性胸膜炎细胞增多区域的高倍镜图像,酷似肉瘤样型弥漫性恶性间皮瘤

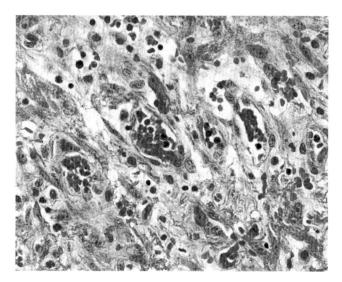

图 13-24　纤维性胸膜炎的高倍镜图像，显示酷似肉瘤样型弥漫性恶性间皮瘤的非典型细胞

（姚梅宏 译，余英豪 校）

参考文献

1. Cagle PT, Churg A. Differential diagnosis of benign and malignant mesothelial proliferations on pleural biopsies. *Arch Pathol Lab Med* 2005;129:1421–1427.
2. Separation of benign and malignant mesothelial proliferations. In: Churg A, Cagle PT, Roggli VL, eds. *Tumors of the Serosal Membranes*. Silver Spring, MD: ARP Press; 2006:83–101.
3. Kradin RL, Mark EJ. Distinguishing benign mesothelial hyperplasia from neoplasia: a practical approach. *Semin Diagn Pathol* 2006;23:4–14.
4. Henderson DW, Shilkin KB, Whitaker D. Reactive mesothelial hyperplasia vs mesothelioma, including mesothelioma in situ: a brief review. *Am J Clin Pathol* 1998;110:397–404.
5. Mangano WE, Cagle PT, Churg A, et al. The diagnosis of desmoplastic malignant mesothelioma and its distinction from fibrous pleurisy: a histologic and immunohistochemical analysis of 31 cases including p53 immunostaining. *Am J Clin Pathol* 1998;110:191–199.

第三部分

分 子 特 征

第14章 间皮瘤发生的分子机制

▶ Alain C. Borczuk

弥漫性恶性间皮瘤发生的分子机制是一个多步骤的过程,融合了多种要素,包括炎症及细胞因子介导的组织损伤、抑癌基因活性的丢失和细胞可能依赖的多种生长因子信号通路。上述事件是既往研究这类肿瘤起源和生物学行为过程中所检测到的。近期,特殊的信号通路也如同特殊的蛋白质一样已经成为新的检测对象,这可能成为该类肿瘤预后判断的标志物或者治疗的分子靶标。

本章重点讲述弥漫性恶性间皮瘤发生的逐步进展过程。在多数情况下,分子事件之间复杂的相互作用是由石棉接触所引发。多数弥漫性恶性间皮瘤的发生与石棉接触密切相关,因此很多研究者关注于致病的纤维类型、石棉接触水平以及潜伏期。这些研究固然重要,但是都已经囊括在其他章节了。除石棉外,另一种称为毛沸石的纤维也与弥漫性恶性间皮瘤的发生息息相关。毛沸石接触的特殊性引发了对弥漫性恶性间皮瘤可能存在遗传易感性的关注。射线接触,多数来自医疗设备(在治疗其他恶性肿瘤过程中),也与弥漫性恶性间皮瘤的发生密不可分。间皮瘤细胞系中 SV40 病毒的致癌作用也引发了对信号通路在弥漫性恶性间皮瘤发生过程中重要性的关注,但关于其作为辅助因素的角色目前仍存争议。

石棉介导的分子改变

石棉接触导致细胞转化的作用是复杂的,并得到了几个系列研究的支持。观察石棉纤维接触对间皮细胞的毒性作用是一个起始点,必定要与石棉接触是这类肿瘤发生早期事件的事实相吻合。在细胞培养过程中,石棉对间皮细胞的作用是导致凋亡细胞死亡[1],这一作用是通过产生活性氧(reactive oxygen species,ROS)来实现的[2]。一旦认识到致癌事件,如 KRAS 基因活化可增加正常细胞对凋亡的敏感性[3],癌基因 C-myc 或者 Wnt 信号通路活化能导致细胞老化[4],那么就不难理解只有耐受系列事件的细胞才能实现恶性转化。在正常情况下,细胞事件会导致细胞死亡,但是在促癌/促生存背景下,无论是来自干细胞遗传的或者由局部信号获得所致的存活都可能成为肿瘤发生的起始事件。

就弥漫性恶性间皮瘤而言,石棉可能对多种类型的细胞产生影响。虽然其中可能有石棉纤维干预纺锤体影响间皮细胞有丝分裂,进而导致异常的细胞分裂和非整倍体的出现[5]。然而,更为有趣的是试图摄食(石棉)纤维的巨噬细胞会释放 TNF-α,以及随之而来会诱导间皮细胞分泌 TNF-α 并增加其受体的表达。TNF-α 通过 NF-κB 信号通路在细胞存活方面发挥效应。正常细胞中,由于 NF-κB 的组分与 IκK 蛋白结合或者以类似 p105 的形式作为前体蛋白分布于细胞质中,故而 NF-κB 是失活的。正常刺激条件下,IκK 蛋白和 p105 的磷酸化会引起泛素化,进而引起蛋白酶体的降解[6]。在没有 IκK 蛋白存在或者在前体蛋白水解的情况下,NF-κB 的组分转移到细胞核内并发挥转录子的作用。总体上讲,活化 NF-κB 的转录效应是抗凋亡和促进细胞存活。起初由巨噬细胞所创造的富含 TNF-α 的环境,加上诱导间皮细胞产生的 TNF 受体(旁分泌效应),使得间皮细胞能够存活[7],而后续间皮细胞所分泌 TNF-α 又使其最终形成自分泌活化的状态。

石棉的细胞毒效应与 ROS 的产生相关(至少部分系通过影响铁离子的状态实现的)。细胞暴露于 ROS 所产生的影响细胞存活的细胞毒效应是通过 NF-κB 信号通路实现的。石棉产生剂量依赖的 H_2O_2 增加,ROS 能导致 DNA 损伤,并且在实验体系中,发现这种损伤会引起(基因)突变[8]。与间皮瘤发生更为相关的是,在实验体系中,青石棉和 H_2O_2 都能产生相近比例的(基因)突变,并且这种致突变的效果能被过氧化氢酶所逆转。这就提示 ROS(H_2O_2)是导致基因突变的一个重要因素[9],而这些突变显示为典型的 G-T 替换[10]。

石棉致损伤的第三种机制与细胞外信号相关激酶(extracellular signal-related kinase,ERK)介导的 AP-1 复合体构成转录子的磷酸化增加有关。AP-1 复合体是由 c-jun 和 c-fos 编码蛋白组成的。AP-1 复合体在恶性细胞形成过程中的作用是多方面的,包括对生长相关、凋亡和炎症信号通路的转录调控[11]。对于间皮瘤的发生,按照 TNF-α 在微环境中所扮演的角色,经其诱导产生的 AP-1 似乎与石棉介导损伤的触发有关,并且 AP-1 活化产生的效应包括抑制 p53 及其信号通路,同时还对 p16^{INK4}/Rb 信号通路存在潜在影响。具体来讲,Fos 相关抗原(Fos-related antigen,Fra-1)的磷酸化被认为对间皮细胞的转化有重要作用[12]。

既往认为弥漫性恶性间皮瘤之所以不同寻常,原因在于其他多种实体瘤中常见的典型突变(如 p53,Kras,EGFR 突变),在弥漫性恶性间皮瘤中却很难被检测到[13]。然而,弥漫性恶性间皮瘤中存在这些信号通路紊乱的事实又是相当明确的。最初 p53 和 p16^{INK4}/Rb(信号通路)的抑制可能是石棉接触所致细胞存活的一种结果,或由炎症微环境所产生。

鉴于 DNA 损伤与石棉接触之间所存在的关联,相比癌基因突变的发生,弥漫性恶性间皮瘤似乎更容易出现抑癌基因的缺失。多个研究采用了包括常规比较基因组杂交(CGH)和基于阵列的 CGH 在内的多种不同技术,发现弥漫性恶性间皮瘤中存在持续的染色体获得和缺失异常(表 14-1)。在一项基于阵列 CGH 技术的研究中,Taniguchi 等鉴定出了在 1p32.1 和 11q.22 上存在两个高水平的获得区域[14]。1p32.1 区域对应于 c-jun 基因(如上文所述属于 AP-1 基因的一部分),而 11q.22 包括 IAP2 和 IAP3 两部分(凋亡抑制分子)。IAP2 和 IAP3 基因(两个相似的基因,可能起源于同一个复制本)获得区域的发现,是弥漫性恶性间皮瘤发病机制研究中极为关键的发现。再关联到石棉介导的 TNF-α 和 NF-κB 信号通路的活化对石棉接触后间皮细胞的存活具有重要作用的假说,那么就不难理解 IAP2 是在介导 NF-κB 相关效应中起作用。具体地讲,如果没有 IAP 类蛋白,TNF-α 诱导的 NF-κB 效应将显著下调,因此,IAP 蛋白的功能对 NF-κB 信号通路活化介导的细胞存活至关重要[15]。恶性间皮瘤中 IAP 基因表达增加的重要性是通过相关细胞系和肿瘤基因表达谱的分析发现的[16]。

表 14-1　弥漫性恶性间皮瘤中频发的(染色体)获得与缺失[14,17,18]

		可能累及的基因
获得	1p32	JUN
	1q23	
	5p15	
	7p14-15	
	7q21,7q31	MET
	8q22-24	MYC
	11q22	IAP
	15q22-25	
	20p	
缺失	1p21	
	1p36	KIT
	3p21	
	4q22	TMSL3
	4q34	
	6q25	PLEKHG1
	9p21.3	P16/p14
	10p13	
	13q13-14	
	14q	
	18q	
	22q	NF2

最为引人注目的染色体缺失区域有 3p21、4q、6q、9p、10p、13q、14q 和 22q。这些区域包含有与恶性间皮瘤特别相关的抑癌基因,还包括神经纤维瘤病 2 型基因(NF2 基因,merlin 蛋白)、p16^{INK4}、p14^{ARF} 和 p15 等[14,17,18]。

恶性间皮瘤中 22q 缺失的频率与 NF2 基因的丢失相关,并且在多种恶性间皮瘤细胞系和肿瘤中观察到 merlin(NF2 蛋白)突变/框架内缺失或者截短[19,20]。NF2 是接触依赖性增殖抑制的一个极为重要的调控分子,其作用与细胞黏附、受体介导信号通路和细胞骨架肌动蛋白相关。无论是通过缺失、突变,还是功能失活,NF2 功能的缺失是间皮瘤发病过程中的重要环节。在部分病例中,NF2 在结构上是保守的,其功能的失活可能是通过磷酸化来实现的,并且这一过程是通过癌基因 CPI-17 介导的[21]。此外,另一项有趣的研究采用了 microRNA 纹印技术揭示了间皮瘤中 miRNA 的表达可能在抑制 NF2 和 p16^{INK4} 的表达中发挥重要作用[22]。

9p21 染色体位点的常见基因缺失区域囊括了 3 个重要的抑癌基因——p16^{INK4}、p15,p14^{ARF}。在 p16^{INK4} 基因缺失的背景下,p15 的功能可能是完好的。但由于 p14^{ARF} 基因的交替阅读框架与 p16^{INK4} 存在重叠,所以 p16^{INK4} 基因缺失则会伴发 p14^{ARF} 基因的丢失[23]。

视网膜母细胞瘤(retinoblastoma,RB)基因是一个非常重要的抑癌基因,其主要功能系通过与 E2F 转录子结合进而阻遏细胞周期进程(图 14-1)。RB 蛋白的磷酸化是由 Cdk4/6 及紧随其后的 CDK2 完成的,磷酸化的 RB 最终与 E2F 转录子结合并使之失活达到阻遏细胞周期的目的。正常条件下,p16^{INK4} 会抑制 Cdk4/6,并且这种抑制作用限制了 RB 蛋白的磷酸化,对 E2F 转录子有持续性的阻断作用。p16^{INK4} 的丢失解除了对 Cdk4/6 分子的抑制作用,使 RB 蛋白发生磷酸化,脱离了 E2F 分子的抑制,并解除了其对细胞周期进程的影响。

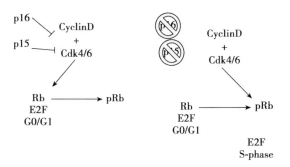

图 14-1　P16 和 P15 对 Rb 的影响。左侧区域显示,p16 和 p15 使得 Cdk4/6 失去活性。在 Rb 蛋白没有磷酸化的条件下,Rb 会与 E2F 分子结合使细胞停滞在 G0/G1 期。相反在 p16 和 p15 缺失的条件下,Cdk4/6 活化后允许 Rb 发生磷酸化并脱离 E2F 分子,使得细胞周期能够继续进行

这里有一些 p16^{INK4} 基因丢失在弥漫性恶性间皮瘤发生中起重要作用的证据。1995 年,Xio 等报道了 72% 的恶性间皮瘤存在 p16^{INK4} 基因缺失,而梭形/肉瘤样型恶性间皮瘤该基因丢失率达 100%。部分病例基因丢失可能是由于缺失所引起,然而,其余病例中,p16^{INK4} 基因启动子的甲基化可能也是导致 p16^{INK4} 表达缺失的重要机制。但是,p16^{INK4} 基因突变并不常见。恢复弥漫性恶性间皮瘤中 p16^{INK4} 基因表达会导致细胞发生死亡[24]。动物实验也支持 p16^{INK4} 基因丢失在弥漫性恶性间皮瘤发病过程中的重要作用,这在下文中会有更全面的讨论。

另一个有趣的现象是,弥漫性恶性间皮瘤中 p16^{INK4} 基因表达与肿瘤进展及预后

相关。事实上,几乎所有弥漫性恶性间皮瘤来源的细胞系均存在 p16^{INK4} 基因的丢失,这一比例比其在实际肿瘤中的情况要高些。然而,也存在基因表达谱相关研究与基因列表及结果不一致的情况。例如,基因表达谱系研究发现了胸膜和腹膜弥漫性恶性间皮瘤一样的结果,即 p16^{INK4} 基因表达缺失都独立于组织学亚型,与不良预后密切相关。p16^{INK4} 基因在胸膜病灶中是以缺失为表现,而在腹膜病灶中却是以标志物免疫组织化学着色阴性为表现[25-27]。此外,腹膜双相型弥漫性恶性间皮瘤,几乎都存在 p16^{INK4} 基因的丢失。

p14^{ARF} 分子主要影响 p53 信号通路。如前所述,p53 基因突变在弥漫性恶性间皮瘤中并不常见,但是这一重要信号通路的丢失可能是通过 p14^{ARF} 基因的缺失来介导的。正常条件下,p14^{ARF} 分子的一个重要功能是与 MDM2 结合。MDM2 的正常功能是降解 p53,而 p14^{ARF} 分子通过与 MDM2 结合维持了 p53 的蛋白水平。p53 蛋白水平的维持使得 p21 和 Bax 能够活化,达到调控细胞生长和凋亡的效果。p14^{ARF} 可能还有直接的凋亡效应。在间皮细胞中恢复 p14^{ARF} 基因的表达会增加稳定状态 p53 和 p21 的数量,使得细胞周期能得到有效控制,凋亡细胞能(自然地)发生死亡[28]。

9p21 位点的缺失会产生如下效应:p16^{INK4} 基因丢失引起 RB 失活和细胞周期失控;p14^{ARF} 基因丢失导致 p53 降解,进而开放了细胞周期进程并遏制了细胞凋亡。在这样缺失的基础上,失去的抑癌效应变得相对不可逆。此外,p15,一个与 p16^{INK4} 蛋白具有相似功能的分子,经常与 p16^{INK4} 相伴丢失,这可能也是这一位点丢失导致抑癌效应缺失的一个重要因素。

小鼠模型

Merlin、p16^{INK4} 和 p53 丢失在弥漫性恶性间皮瘤发生中的重要作用得到了弥漫性恶性间皮瘤动物模型的支持。NF2 杂合小鼠(仅 1 个 NF2 基因具有功能)暴露于石棉后能够形成与常见的野生型 NF2 基因缺失肿瘤类似的恶性间皮瘤。此外,NF2 基因的丢失也可发生在暴露于石棉的野生型小鼠。这些肿瘤存在 p16^{INK4}、p15 和 p14^{ARF}(小鼠中称为 p19^{ARF})基因的丢失。这些小鼠中的部分肿瘤在维持 p14^{ARF} 基因功能正常的条件下,通过其他机制致使 Tp53 功能丢失[29]。

Jongsma 等采用了一种不同的方法在小鼠模型中诱导了 NF2、p53 和 p16/p14 基因的丢失[30]。有趣的是,NF2 和 p53 基因丢失所致的恶性间皮瘤,外加 p16^{INK4} 基因缺失会使得肿瘤出现肉瘤样组织学成分,其预后更差。

SV40 介导的分子改变

猿病毒 40(SV40)是隶属于多瘤病毒的一种 DNA 病毒。关于该病毒以往已有广泛的研究。在特定的动物中,SV40 能引起恶性肿瘤的发生,也能在细胞系实验中导致细胞的转化。这依赖于两个重要的病毒编码蛋白,即 SV40 大 T 抗原(Tag)和 SV40 小 t 抗原(tag)。这些蛋白具有抑制 p53 活性的作用。根据本书前面关于石棉诱导弥漫性恶性间皮瘤发病机制部分所讲述的,终末阶段 p53 活性的抑制在弥漫性恶性间皮瘤发病过程中起重要作用,并且在多数病例中突变不是导致其活性抑制的主要方式。尽管 p14^{ARF} 基因的丢失可能对 p53 活性的抑制产生影响,但这也许并不是唯一途径(仅 70% 病例存在 p16/p14 基因缺失);p53 活性的抑制除了由肿瘤晚期阶段出现的 p14^{ARF} 基因丢失造成外,还可能由肿瘤发生早期阶段的其他因素导致。

尽管这些证据为 SV40 感染是人类弥漫性恶性间皮瘤致病因素提供了部分理论基础,但尚存争议。可以明确的是,体外间皮细胞中 SV40 感染所引起的多个信号通路的改变对弥漫性恶性间皮瘤的发生至关重要,这至少对弥漫性恶性间皮瘤发病机制的认识起到了极为重要的作用。SV40 tag 蛋白能够造成 p53 活性的丢失,很重要的是该蛋白也能与 RB 蛋白结合使其摆脱 E2F 转录子的抑制效应。SV40 tag 蛋白也能引起 AP-1 转录子的增加[31]。这种抑制与活化的相互转换是弥漫性恶性间皮瘤发病机制的核心。有几个研究小组发表过从弥漫性恶性间皮瘤的临床样品中检测到 SV40 DNA 和蛋白质的报道[32]。

目前这一领域存在的主要争议是这些在体外观察到的证据是否足以证明 SV40 感染是弥漫性恶性间皮瘤的致病因素。其主要依据是,由于技术层面的原因,体外观察到的人来源肿瘤的证据可能存在假阳性。据报道在正常人群的血液标本中能检测到 SV40[33],在 PCR 检测技术所允许的误差范围内,恶性间皮瘤患者血液和肿瘤样品中 SV40 测定值并不比正常人群高[34]。2004 年,Lopez Rios 等用 SV40 编码基因(实验室常用质粒中不含有该基因)的引物进行检测,结果发现恶性间皮瘤患者中 SV40 的检出率大幅度下降到了 6%[35],但他们并不能从弥漫性恶性间皮瘤标本中检测到 SV40 相关蛋白来进一步佐证。其他研究小组采用类似的技术发现 SV40 Tag 蛋白序列并不存在于弥漫性恶性间皮瘤标本中,也无法在罹患间皮瘤患者的其他组织中检测到。使用 SV40 特异性抗体免疫组织化学的结果亦为阴性,先前传说中含有 SV40 的间皮瘤细胞系其 p53 活性并不能被抑制[36]。

基于上述这些不一致的事实,关于 SV40 感染究竟在弥漫性恶性间皮瘤发病过程中起多大的作用目前还很难定论。然而,也许可以这么认为,SV40 会导致细胞的恶性转化,并且可能是通过与人类弥漫性恶性间皮瘤相似的信号通路来实现的。

射线

有确凿的证据表明射线接触会增加罹患恶性间皮瘤的风险。回顾最新的文献,通过对二氧化钍接触患者、从事原子能相关工作者和接受射线治疗的肿瘤患者的分析,发现这些人后续发生弥漫性恶性间皮瘤的风险增高。尽管这些分析存在一些方法学上的问题,但结论都是接受射线治疗的患者发生弥漫性恶性间皮瘤的危险明显增加[37]。另一项 2009 年的研究则发现,接受射线治疗的霍奇金淋巴瘤患者在 10～34 年的潜伏期内罹患弥漫性恶性间皮瘤的风险较常人高出 30 倍[38]。关于射线诱导和石棉接触相关弥漫性恶性间皮瘤在突变或细胞遗传学改变所存在的差异还没有得到详细的分析,故目前无法对两者发病的分子机制中存在的差异进行比较。

遗传易感性

关于弥漫性恶性间皮瘤发生机制中最引人瞩目的要数个体对该类疾病潜在遗传易感性的分析。按照 Carbone 医师及其同事的记录,在土耳其村庄中,针对毛沸石接触及后续弥漫性恶性间皮瘤发生关系的研究提示,间皮瘤的易感性可能存在遗传因素。毛沸石是一种与玻璃样纤维相似的纤维矿物,某些特性与石棉类似。这种材料经常被用到土耳其的村庄建筑中,因接触导致了发生弥漫性恶性间皮瘤的风险增高。事实上,在动物实验研究中,接触毛沸石要比接触石棉更容易发生弥漫性恶性间皮瘤。尽管最初弥漫性恶性间皮瘤病例的家族聚集倾向被归咎于使用相同的住所,但是已有不少证据(包括接触水平和详细的家谱分析)强烈暗示遗传因素的影响[39]。另一项来自于 Tuzkoy(土耳其村庄,该地区民众饱受毛沸石接触影响)的研究,通过与非患病居民及土耳其肾脏捐赠者数据库比较,发现 HLAB41、HLAB58 和 HLADR16 这几个 HLA 亚型会增加弥漫性恶性间皮瘤的发病风险,反之,B27、B35 和 B44 这几个 HLA 亚型则会减低发病风险[40]。弥漫性恶性间皮瘤发病风险与微粒体环氧化物水解酶和 N-乙酰转移酶 2 基因多态性的关系得到了一个相矛盾的结果,这可能与 XRCC1 和 XRCC3 的基因多态性有关[41]。

生长因子

一方面,针对弥漫性恶性间皮瘤发病机制的分析聚焦到了该类疾病启动/风险因素和细胞遗传学改变可能引起抑癌基因的丢失(抵抗凋亡和脱离细胞周期调控),这可能为该疾病潜在的预防、诊断、预后和治疗方式提供深入的了解;另一方面,分析支撑肿瘤持续性生长的生长因子环境,对开发更为合理的治疗方案也有重要作用。虽然与弥漫性恶性间皮瘤相关联的生长因子通路有很多,但是主要都集中在表皮生长因子(EGF)、胰岛素样生长因子(IGH)、肝细胞生长因子(HGF)和血管内皮生长因子(VEGF)上。

表皮生长因子

EGFR 是一种传导 EGF 和 TGF-α 信号的膜蛋白,参与调控细胞增殖。既往研究已经观察到 EGFR 在恶性间皮瘤,特别是上皮样恶性间皮瘤中存在过表达的现象[42,43]。有趣的是,石棉也能诱导 EGFR 在间皮细胞上的表达[44]。然而,尽管在腹膜和胸膜弥漫性恶性间皮瘤中都存在 EGFR 表达水平增加的情况,但却从未在胸膜弥漫性恶性间皮瘤中观察到有活化的 EGFR 突变[45]。此外,弥漫性恶性间皮瘤对厄洛替尼(一种针对 EGFR 的酪氨酸激酶抑制剂)治疗没有反应[46];使用吉非替尼治疗也只是稍微延长总生存期[47]。新近一项有趣的报道显示,腹膜弥漫性恶性间皮瘤中存在 EGFR 突变。除了经典的 L858R 活化突变以外,在酪氨酸激酶结构域内还有 7个新的突变位点。这一研究与治疗策略的调整有很大的关联,但该系列研究报道中尚无腹膜弥漫性恶性间皮瘤 EGFR TKI 疗效的数据[48]。

胰岛素样生长因子

微阵列研究已经提示胰岛素样生长因子(IGF)信号通路在弥漫性恶性间皮瘤中扮演重要角色。弥漫性恶性间皮瘤不仅高表达 IGF-1,也高表达 IGFR。这种 IGF分泌与 IGF 受体表达的协同作用会产生肿瘤细胞的自分泌生长效应以及促进周围基质成分生长的效果。有趣的是,细胞 IGF 信号通路中胰岛素受体底物 1(insulin receptor substrate 1,IRS-1)表达水平的增高与生长的关系更为密切,而该信号通路中 IRS2 表达水平的升高可能与运动能力的增强更具相关性[49]。

肝细胞生长因子

HGF 及其受体 Met 在弥漫性恶性间皮瘤中表达水平均升高的现象提示可能存在一个自分泌的环路。此外,HGF 生物学效应的发挥有赖于 Fra-1,而磷酸化的 Fra-1(AP-1 相关蛋白)在弥漫性恶性间皮瘤发病过程中扮演重要角色[12]。鉴于该信号通路潜在的药物治疗价值,这可能为今后的治疗提供重要靶点。

血管内皮生长因子

在弥漫性恶性间皮瘤中,促血管生成的 VEGF 是由肿瘤细胞分泌的。此外,学者还观察到弥漫性恶性间皮瘤细胞存在 VEGF 受体的分布,这提示可能存在自分泌效应[50]。间皮瘤患者血清和渗出液中 VEGF 含量是升高的。TNF-α 也许能增加 IL-6 的生成,而 IL-6 又会诱导弥漫性恶性间皮瘤中 VEGF 的产生[51]。无论 VEGF是扮演自分泌促进生长的角色还是促血管生成的角色,阻断 VEGF 是在研的一种很有希望的治疗策略。

结语

　　基于体外实验、SV40 模型、动物模型以及临床标本的研究，弥漫性恶性间皮瘤的发病过程可以概括为：间皮瘤细胞获得生存与生长优势为起始事件，随之发生了一系列基因的丢失，如抑癌基因 NF2，以及维持 p53 基因功能和 RB 信号通路调控相关基因的丢失。肿瘤生长的维持则有赖于多种生长因子通路，犹如为有效的靶向治疗绘制了一张路线图（图 14-2）。

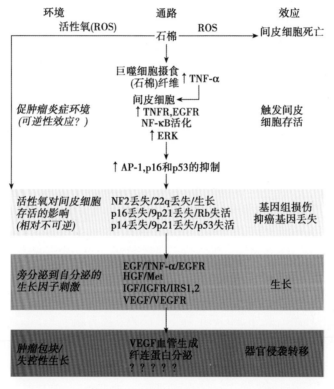

图 14-2　石棉诱导弥漫性恶性间皮瘤发生的步骤总结

（叶显宗 译，余英豪 校）

参考文献

1. BeruBe KA, Quinlan TR, Fung H, et al. Apoptosis is observed in mesothelial cells after exposure to crocidolite asbestos. *Am J Respir Cell Mol Biol* 1996;15:141–147.

2. Broaddus VC, Yang L, Scavo LM, et al. Asbestos induces apoptosis of human and rabbit pleural

mesothelial cells via reactive oxygen species. *J Clin Invest* 1996;98:2050–2059.

3. Nesterov A, Nikrad M, Johnson T, et al. Oncogenic Ras sensitizes normal human cells to tumor necrosis factor-alpha-related apoptosis-inducing ligand-induced apoptosis. *Cancer Res* 2004;64: 3922–3927.

4. Campaner S, Doni M, Hydbring P, et al. Cdk2 suppresses cellular senescence induced by the c-myc oncogene. *Nat Cell Biol* 2010;12(Suppl):54–59; 1–14.

5. Ault JG, Cole RW, Jensen CG, et al. Behavior of crocidolite asbestos during mitosis in living verte-brate lung epithelial cells. *Cancer Res* 1995;55:792–798.

6. Scheidereit C. IkappaB kinase complexes: gateways to NF-kappaB activation and transcription. *Oncogene* 2006;25:6685–6705.

7. Yang H, Bocchetta M, Kroczynska B, et al. TNF-alpha inhibits asbestos-induced cytotoxicity via a NF-kappaB-dependent pathway, a possible mechanism for asbestos-induced oncogenesis. *Proc Natl Acad Sci U S A* 2006;103:10397–10402.

8. Kamp DW, Israbian VA, Preusen SE, et al. Asbestos causes DNA strand breaks in cultured pulmo-nary epithelial cells: role of iron-catalyzed free radicals. *Am J Physiol* 1995;268:L471–L480.

9. Xu A, Zhou H, Yu DZ, et al. Mechanisms of the genotoxicity of crocidolite asbestos in mamma-lian cells: implication from mutation patterns induced by reactive oxygen species. *Environ Health Perspect* 2002;110:1003–1008.

10. Unfried K, Schurkes C, Abel J. Distinct spectrum of mutations induced by crocidolite asbestos: clue for 8-hydroxydeoxyguanosine-dependent mutagenesis in vivo. *Cancer Res* 2002;62:99–104.

11. Wisdom R. AP-1: one switch for many signals. *Exp Cell Res* 1999;253:180–185.

12. Ramos-Nino ME, Timblin CR, Mossman BT. Mesothelial cell transformation requires increased AP-1 binding activity and ERK-dependent Fra-1 expression. *Cancer Res* 2002;62:6065–6069.

13. Ni Z, Liu Y, Keshava N, et al. Analysis of K-ras and p53 mutations in mesotheliomas from humans and rats exposed to asbestos. *Mutat Res* 2000;468:87–92.

14. Taniguchi T, Karnan S, Fukui T, et al. Genomic profiling of malignant pleural mesothelioma with array-based comparative genomic hybridization shows frequent non-random chromosomal alte-ration regions including JUN amplification on 1p32. *Cancer Sci* 2007;98:438–446.

15. Varfolomeev E, Goncharov T, Fedorova AV, et al. c-IAP1 and c-IAP2 are critical mediators of tumor necrosis factor alpha (TNFalpha)-induced NF-kappaB activation. *J Biol Chem* 2008;283: 24295–24299.

16. Gordon GJ, Mani M, Mukhopadhyay L, et al. Expression patterns of inhibitor of apoptosis proteins in malignant pleural mesothelioma. *J Pathol* 2007;211:447–454.

17. Krismann M, Muller KM, Jaworska M, et al. Molecular cytogenetic differences between histological subtypes of malignant mesotheliomas: DNA cytometry and comparative genomic hybridization of 90 cases. *J Pathol* 2002;197:363–371.

18. Sandberg AA, Bridge JA. Updates on the cytogenetics and molecular genetics of bone and soft tissue tumors. Mesothelioma. *Cancer Genet Cytogenet* 2001;127:93–110.

19. Bianchi AB, Mitsunaga SI, Cheng JQ, et al. High frequency of inactivating mutations in the neu-rofibromatosis type 2 gene (NF2) in primary malignant mesotheliomas. *Proc Natl Acad Sci U S A* 1995;92:10854–10858.

20. Sekido Y, Pass HI, Bader S, et al. Neurofibromatosis type 2 (NF2) gene is somatically mutated in mesothelioma but not in lung cancer. *Cancer Res* 1995;55:1227–12231.

21. Thurneysen C, Opitz I, Kurtz S, et al. Functional inactivation of NF2/merlin in human mesothe-lioma. *Lung Cancer* 2009;64:140–147.

22. **Guled M, Lahti L, Lindholm PM, et al. CDKN2A, NF2, and JUN are dysregulated among other genes by miRNAs in malignant mesothelioma—a miRNA microarray analysis. *Genes Chromosomes Cancer* 2009;48:615–623.**

23. Lu W, Lin J, Chen J. Expression of p14ARF overcomes tumor resistance to p53. *Cancer Res* 2002;62:1305–1310.

24. Frizelle SP, Grim J, Zhou J, et al. Re-expression of p16INK4a in mesothelioma cells results in cell cycle arrest, cell death, tumor suppression and tumor regression. *Oncogene* 1998;16:3087–3095.

25. Borczuk AC, Taub RN, Hesdorffer M, et al. P16 loss and mitotic activity predict poor survival in patients with peritoneal malignant mesothelioma. *Clin Cancer Res* 2005;11:3303–3308.

26. Lopez-Rios F, Chuai S, Flores R, et al. Global gene expression profiling of pleural mesotheliomas: overexpression of aurora kinases and P16/CDKN2A deletion as prognostic factors and critical evaluation of microarray-based prognostic prediction. *Cancer Res* 2006;66:2970–2979.

27. Borczuk AC, Cappellini GC, Kim HK, et al. Molecular profiling of malignant peritoneal meso-thelioma identifies the ubiquitin-proteasome pathway as a therapeutic target in poor prognosis tumors. *Oncogene* 2007;26:610–617.

28. Yang CT, You L, Yeh CC, et al. Adenovirus-mediated p14(ARF) gene transfer in human mesothe-lioma cells. *J Natl Cancer Inst* 2000;92:636–641.

29. Altomare DA, Vaslet CA, Skele KL, et al. A mouse model recapitulating molecular features of human mesothelioma. *Cancer Res* 2005;65:8090–8095.

30. Jongsma J, van Montfort E, Vooijs M, et al. A conditional mouse model for malignant mesothe-lioma. *Cancer Cell* 2008;13:261–271.

31. De Luca A, Baldi A, Esposito V, et al. The retinoblastoma gene family pRb/p105, p107, pRb2/p130 and simian virus-40 large T-antigen in human mesotheliomas. *Nat Med* 1997;3:913–916.

32. Testa JR, Carbone M, Hirvonen A, et al. A multi-institutional study confirms the presence and expression of simian virus 40 in human malignant mesotheliomas. *Cancer Res* 1998;58:4505–4509.

33. Pancaldi C, Balatti V, Guaschino R, et al. Simian virus 40 sequences in blood specimens from healthy individuals of Casale Monferrato, an industrial town with a history of asbestos pollution. *J Infect* 2009;58:53–60.

34. Ziegler A, Seemayer CA, Hinterberger M, et al. Low prevalence of SV40 in Swiss mesothelioma patients after elimination of false-positive PCR results. *Lung Cancer* 2007;57:282–291.

35. Lopez-Rios F, Illei PB, Rusch V, et al. Evidence against a role for SV40 infection in human mesothe-liomas and high risk of false-positive PCR results owing to presence of SV40 sequences in common laboratory plasmids. *Lancet* 2004;364:1157–1166.

36. Manfredi JJ, Dong J, Liu WJ, et al. Evidence against a role for SV40 in human mesothelioma. *Cancer Res* 2005;65:2602–2609.

37. Goodman JE, Nascarella MA, Valberg PA. Ionizing radiation: a risk factor for mesothelioma. *Cancer Causes Control* 2009;20:1237–1254.

38. De Bruin ML, Burgers JA, Baas P, et al. Malignant mesothelioma after radiation treatment for Hodgkin lymphoma. *Blood* 2009;113:3679–3681.

39. Carbone M, Emri S, Dogan AU, et al. A mesothelioma epidemic in Cappadocia: scientific deve-lopments and unexpected social outcomes. *Nat Rev Cancer* 2007;7:147–154.

40. Karakoca Y, Emri S, Bagci T, et al. Environmentally-induced malignant pleural mesothelioma and HLA distribution in Turkey. *Int J Tuberc Lung Dis* 1998;2:1017–1022.

41. Neri M, Ugolini D, Dianzani I, et al. Genetic susceptibility to malignant pleural mesothelioma and other asbestos-associated diseases. *Mutat Res* 2008;659:126–136.

42. Destro A, Ceresoli GL, Falleni M, et al. EGFR overexpression in malignant pleural mesothelioma. An immunohistochemical and molecular study with clinico-pathological correlations. *Lung Cancer* 2006;51:207–215.

43. Edwards JG, Swinson DE, Jones JL, et al. EGFR expression: associations with outcome and clini-copathological variables in malignant pleural mesothelioma. *Lung Cancer* 2006;54:399–407.

44. Pache JC, Janssen YM, Walsh ES, et al. Increased epidermal growth factor-receptor protein in a human mesothelial cell line in response to long asbestos fibers. *Am J Pathol* 1998;152:333–340.

45. Cortese JF, Gowda AL, Wali A, et al. Common EGFR mutations conferring sensitivity to gefitinib in lung adenocarcinoma are not prevalent in human malignant mesothelioma. *Int J Cancer* 2006;118:521–522.

46. Garland LL, Rankin C, Gandara DR, et al. Phase II study of erlotinib in patients with malignant pleural mesothelioma: a Southwest Oncology Group Study. *J Clin Oncol* 2007;25:2406–2413.

47. Govindan R, Kratzke RA, Herndon JE II, et al. Gefitinib in patients with malignant mesothelioma: a phase II study by the Cancer and Leukemia Group B. *Clin Cancer Res* 2005;11:2300–2304.

48. Foster JM, Gatalica Z, Lilleberg S, et al. Novel and existing mutations in the tyrosine kinase domain of the epidermal growth factor receptor are predictors of optimal resectability in malignant peritoneal mesothelioma. *Ann Surg Oncol* 2009;16:152–158.

49. Hoang CD, Zhang X, Scott PD, et al. Selective activation of insulin receptor substrate-1 and -2 in pleural mesothelioma cells: association with distinct malignant phenotypes. *Cancer Res* 2004;64:7479–7485.

50. Strizzi L, Catalano A, Vianale G, et al. Vascular endothelial growth factor is an autocrine growth factor in human malignant mesothelioma. *J Pathol* 2001;193:468–475.

51. Adachi Y, Aoki C, Yoshio-Hoshino N, et al. Interleukin-6 induces both cell growth and VEGF production in malignant mesotheliomas. *Int J Cancer* 2006;119:1303–1311.

第15章 分子预后标志物

▶ Jason Lester

快速发展的分子诊断技术激发了鉴定胸膜弥漫性恶性间皮瘤潜在预后判断分子标志物的兴趣。有用的预后判断标志物不仅能为疾病的转归提供有价值的信息,也能在现有治疗手段疗效不佳的条件下提供新的治疗靶标。本章讨论最有望应用于临床的分子标志物。

环氧化酶-2

环氧化酶-2(cyclooxygenase-2,COX-2)是一种特异的催化酶,并且是前列腺素合成的起始限速环节。COX-2 在实体瘤的生长、侵袭和血管生成中所发挥重要作用,有部分是通过前列腺素,如前列腺素 E_2(prostaglandin E_2,PGE_2)的合成来实现的。在一项前瞻性研究中,Edwards 等采用免疫组织化学和 Western blotting 的方法评估了 48 例胸膜弥漫性恶性间皮瘤外科手术切除快速冰冻组织标本中 COX-2 的表达水平[1]。PGE2的分泌量是通过酶免疫测定法进行检测。高 COX-2 表达水平与患者的预后呈负相关($P=0.008$)。多变量回归分析提示,COX-2 高表达、非上皮细胞型和胸痛都是不良预后的独立预测指标。PGE2 存在于所有检测样品中。由此得到结论,COX-2 的表达水平是胸膜弥漫性恶性间皮瘤的预后判定指标,同时也是这一疾病的潜在治疗靶标。

Mineno 等回顾性复习了应用免疫组织化学技术检测的 77 例弥漫性恶性间皮瘤患者组织标本中 COX-2、p21 和 p27 的表达水平,按高低表达分组进行评价[2]。结果高 COX-2 表达水平、低 p21 和 p27 表达水平与生存期呈负相关。COX 回归分析则提示只有在 COX-2 高表达和 p21、p27 低表达同时存在的时候才会对患者的生存期产生影响($P=0.0001$)。研究者甚至建议将 COX-2、p21 和 p27 的免疫组织化学表达情况应用于指导临床治疗方案的制订。

p27

p27 是一种细胞周期蛋白（cyclin）依赖的激酶抑制剂，该分子通过与 cyclin E/cdk2 结合，进而阻遏细胞周期进程所必需的 G_1/S 转换步骤。Beer 等通过免疫组织化学方法评估了 p27 分子在 36 例胸膜弥漫性恶性间皮瘤患者中的预后判断价值[3]。这些结果是通过统计核阳性细胞比例得到的，再进一步检测这些数据与患者生存时间的关联度。结果低表达 p27（细胞阳性率＜53%）的胸膜弥漫性恶性间皮瘤患者生存时间要比高表达 p27 者（细胞阳性≥53%）显著缩短（$P=0.04$）。多变量分析提示 p27 是一个独立的预后参数。

Bongiovanni 等的研究则发现，27 例表达 p27 的胸膜弥漫性恶性间皮瘤（MPM）患者的生存期相对较长（≥24 个月），而其对照组的 36 例患者生存期则较短（＜24 个月）[4]。长生存期组患者中 p27 的表达水平显著高于低生存期组（81.41% 与 31.94%；$P<0.0001$）。正如预想的那样，上皮细胞型弥漫性恶性间皮瘤其 p27 表达要比双相型的为高（59.24% 与 38.94%；$P=0.02$）。这两项研究的结论归结到一起就是，p27 表达是胸膜弥漫性恶性间皮瘤患者预后佳的一个有用判断指标。

p21

早前曾报道过胸膜弥漫性恶性间皮瘤有 SV40 Tag 的表达[5,6]。SV40 癌蛋白促使 p53 和 RB 两种抑癌蛋白失活的环节被认为是人弥漫性恶性间皮瘤发病过程中极为重要的一步[7]。为了更好地理解胸膜弥漫性恶性间皮瘤发病的分子机制，Baldi 等检测了 29 例弥漫性恶性间皮瘤病患者肿瘤组织中细胞周期抑制分子 p21（p53 的下游分子）的表达水平，这些患者早前已确认肿瘤组织表达 SV40 Tag 基因相关序列[8]。p21 的表达水平与患者较长的中位生存期存在显著正相关（$P<0.001$）。与 p27 不同，p21 的表达与组织病理学类型在统计学上没有任何关联。由此可以看出，p21 在胸膜弥漫性恶性间皮瘤中的表达具有重要的预后价值，这也验证了 SV40 在这类疾病发生过程中所起的重要作用。

p16

p16 是抑癌基因，正因如此，p16 基因的产物就具有抑制肿瘤的作用。Dacic 等采用免疫组织化学和荧光原位杂交（FISH）的方法评估了 48 例胸膜弥漫性恶性间皮瘤患者病灶中 p16 基因缺失对其预后的影响[9]。使用存档的福尔马林（甲醛溶液)固定、石蜡包埋的标本制备了高通量的组织芯片。无论是免疫组织化学所观察到的 p16 蛋白表达缺失,还是 FISH 所验证的 p16 纯合基因的丢失都意味着患者预后更差。女性、p16 蛋白表达阳性、无 p16 基因缺失这些因素往往提示患者生存期更长。p16 分子的免疫组织化学表达及其基因的 FISH 检测在统计学上有很强的相关性。

　　Kobayshi 等分别采用免疫组织化学和 FISH 方法检测了 30 例日本患者胸膜弥漫性恶性间皮瘤组织 p16 蛋白和基因的表达水平[10],并采用甲基化特异 PCR 方法检测了其中 13 例患者冰冻肿瘤标本中 p16 基因的甲基化状态。在 30 例标本中,有 24 例(80%)显示 p16 蛋白表达缺失;21 例患者存在 p16 基因纯合缺失,9 例患者 p16 基因正常。p16 基因纯合缺失患者中无一例观察到 p16 蛋白表达,而另有 3 例 p16 基因未缺失患者却不表达 p16 蛋白。经检测发现,其中有 2 例 p16 基因正常患者因异常甲基化而导致了 p16 蛋白的缺失。相比表达 p16 蛋白的患者,无 p16 蛋白表达的患者生存期明显缩短($P=0.04$)。两项研究都提示胸膜弥漫性恶性间皮瘤中普遍存在 p16 纯合基因的缺失,并在此基础上出现了 p16 蛋白的表达缺失,与患者的不良预后有密切关联。

糖蛋白 90K

　　90K 是一种肿瘤相关糖蛋白,并且血清 90K 被认为是多种肿瘤预后不良的指标。Strizzi 等采用酶联免疫法测定了 28 例胸膜弥漫性恶性间皮瘤患者和 15 例良性胸膜病变患者胸腔积液及血清中 90K 的表达水平[11]。这项研究还采用免疫组织化学的方法研究了 90K 的表达与胸膜弥漫性恶性间皮瘤、胸膜良性病变的关系。结果显示,弥漫性恶性间皮瘤患者胸腔积液中 90K 表达水平的中间值要显著高于胸膜良性病变患者。免疫组织化学同样也观察到了胸膜弥漫性恶性间皮瘤患者活检标本中 90K 的表达。另外,血清 90K 表达水平与胸膜弥漫性恶性间皮瘤患者的生存期呈正相关($P=0.006$)(译者注:理论上应为负相关)。

血管生成因子

　　血管生成被定义为诱导血管生长,对肿瘤细胞增殖意义重大。VEGF、酸性和碱性成纤维细胞生长因子(acidic and basic fibroblast growth factors,FGF-1 和 FGF-2)以及转化生长因子-β(TGF-β)都是强有力的血管生成因子。Kumar-Singh 等发现,与非肿瘤性间皮相比,胸膜弥漫性恶性间皮瘤细胞 VEGF、FGF-1、FGF-2 和 TGF-β 的表达水平更高[12]。其中 FGF-2 高表达预后更差。Ohta 等检测了 54 例胸膜弥漫性恶性间皮瘤患者中 VEGF、VEGF-C 及其受体的 mRNA 表达水平和微血管、微淋巴管密度[13]。所有胸膜弥漫性恶性间皮瘤细胞系均高表达 VEGF、VEGF-C 及其受体。与 VEGF 表达水平密切相关的血管密度是患者预后不佳的标志物，提示这两个指标都可以作为胸膜弥漫性恶性间皮瘤的预后标志物。

MIB-1

MIB-1 是一种能识别核抗原 Ki-67 的单克隆抗体。Ki-67 代表细胞的增殖水平，已经在多种肿瘤中用作预后标志物。Beer 等评估了 41 例胸膜弥漫性恶性间皮瘤中 MIB-1 表达的预后判断价值[14]。他们将得到的增殖指数与患者的生存数据进行比对。低 MIB-1 指数较高 MIB-1 指数患者生存期更长（$P<0.001$）。Comin 等对 7 例长生存期的胸膜弥漫性恶性间皮瘤患者进行了分析，并与一组生存期短的病例作比较[15]。结果显示所有病例都存在 MIB-1 阳性细胞，MIB-1 的表达水平存在统计学差异，并且高增殖指数患者生存期更短。提示增殖指数可作为胸膜弥漫性恶性间皮瘤的预后评判指标。

骨桥蛋白

骨桥蛋白（osteopontin）是一种与细胞-基质相互作用相关的糖蛋白。在石棉暴露人群中，血清中骨桥蛋白水平增高与胸膜弥漫性恶性间皮瘤有关，而与胸膜斑块或肺间质性疾病无关[16]。Cappia 等进行了一项研究，比较了 32 例长生存期（定义为生存时间 ≥24 个月）患者和 69 例短生存期（定义为生存时间 <24 个月）患者的临床和病理特征[17]。免疫组织化学观察发现，骨桥蛋白在胸膜弥漫性恶性间皮瘤中的表达水平与患者的预后有关。长生存期患者中骨桥蛋白的表达水平显著低于短生存期患者，并且多变量分析也提示骨桥蛋白的表达水平可以作为一个独立的预后因子（$P<0.0001$）。

雌激素受体-β

胸膜弥漫性恶性间皮瘤中女性患者预后颇佳，Pinton 等根据这一现象，研究了雌激素受体（ERs）的作用[18]。免疫组织化学分析提示正常胸膜中 ER-β 呈细胞核强阳性，而肿瘤组织中的表达水平下降。反之，无论是肿瘤组织还是正常胸膜都不能观察到 ER-α 的表达。采用多变量分析方法研究 78 例胸膜弥漫性恶性间皮瘤患者的结果也提示，ER-β 的高表达是患者生存期更长的一个独立预后指标。

结语

分子诊断技术的发展促进了多个胸膜弥漫性恶性间皮瘤潜在预后分子标志物的研究。其中几个标志物的过表达被认为与患者的预后有关，这几个标志物很可能会被应用到主流的临床实践中，以帮助临床医师为患者提供更为准确的预后信息以及指导治疗方案的制订。作者真切希望对胸膜弥漫性恶性间皮瘤的分子生物学特性有更多的认识，以期为患者提供更好的治疗，改善这一灾难性疾病的预后。

（叶显宗 译，余英豪 校）

参考文献

1. Edwards JG, Faux SP, Plummer SM, et al. Cyclooxygenase-2 expression is a novel prognostic factor in malignant mesothelioma. *Clin Cancer Res* 2002;8:1857–1862.
2. Mineo TC, Ambrogi V, Cufari ME, et al. May cyclooxygenase-2 (COX-2), p21 and p27 expression affect prognosis and therapeutic strategy of patients with malignant pleural mesothelioma? *Eur J Cardiothorac Surg* 2010;38:245–252.
3. Beer TW, Shepherd P, Pullinger NC. p27 immunostaining is related to prognosis in malignant mesothelioma. *Histopathology* 2001;38:5355–5341.
4. Bongiovanni M, Cassoni P, De Giuli P, et al. p27(kip1) immunoreactivity correlates with long-term survival in pleural malignant mesothelioma. *Cancer* 2001;92:1245–1250.
5. Pepper C, Jasani B, Navabi H, et al. Simian virus 40 large T antigen (SV40LTAg) primer specific DNA amplification in human pleural mesothelioma tissue. *Thorax* 1996;51:1074–1076.
6. Testa JR, Carbone M, Hirvonen A, et al. A multi-institutional study confirms the presence and expression of simian virus 40 in human malignant mesotheliomas. *Cancer Res* 1998;58:4505–4509.
7. Cicala C, Pompetti F, Carbone M. SV40 induces mesotheliomas in hamsters. *Am J Pathol* 1993;142:1524–1533.
8. Baldi A, Groeger AM, Esposito V, et al. Expression of p21 in SV40 large T antigen positive human pleural mesothelioma: relationship with survival. *Thorax* 2002;57:353–356.
9. Dacic S, Kothmaier H, Land S, et al. Prognostic significance of p16/cdkn2a loss in pleural malignant mesotheliomas. *Virchows Arch* 2008;453:627–635.
10. Kobayashi N, Toyooka S, Yanai H, et al. Frequent p16 inactivation by homozygous deletion or methylation is associated with a poor prognosis in Japanese patients with pleural mesothelioma. *Lung Cancer* 2008;62:120–155.
11. Strizzi L, Muraro R, Vianale G, et al. Expression of glycoprotein 90K in human malignant pleural mesothelioma: correlation with patient survival. *J Pathol* 2002;197:218–223.
12. Kumar-Singh S, Weyler J, Martin MJ, et al. Angiogenic cytokines in mesothelioma: a study of VEGF, FGF-1 and -2, and TGF beta expression. *J Pathol* 1999;189:72–78.
13. Ohta Y, Shridhar V, Bright RK, et al. VEGF and VEGF type C play an important role in angiogenesis and lymphangiogenesis in human malignant mesothelioma tumours. *Br J Cancer* 1999;

81:54–61.

14. Beer TW, Buchanan R, Matthews AW, et al. Prognosis in malignant mesothelioma related to MIB 1 proliferation index and histological subtype. *Hum Pathol* 1998;29:246–251.
15. Comin CE, Anichini C, Boddi V, et al. MIB-1 proliferation index correlates with survival in pleural malignant mesothelioma. *Histopathology* 2000;36:26–31.
16. Pass HI, Lott D, Lonardo F, et al. Asbestos exposure, pleural mesothelioma, and serum osteopontin levels. *N Engl J Med* 2005;353:1564–1573.
17. Cappia S, Righi L, Mirabelli D, et al. Prognostic role of osteopontin expression in malignant pleural mesothelioma. *Am J Clin Pathol* 2008;130:58–64.
18. Pinton G, Brunelli E, Murer B, et al. Estrogen receptor-beta affects the prognosis of human malignant mesothelioma. *Cancer Res* 2009;69:4598–4604.

第16章 靶基因治疗

    弥漫性恶性间皮瘤是一种高侵袭性肿瘤[1]，一旦确诊通常很少有根治性手术切除机会，其他治疗手段，如放疗和传统化疗等疗效甚微。基于此，为提高临床疗效，正在进行一些新型的靶向治疗研究。随着对弥漫性恶性间皮瘤分子生物学研究的深入，已不断发现潜在的临床治疗靶点。本章就靶基因治疗研究进展进行详细阐述，并对弥漫性恶性间皮瘤具有前景的治疗方法进行讨论。

生长因子，生长因子受体及其抑制剂

    生长因子及其受体可作为治疗的理想靶点已在多种恶性肿瘤中得到证实。目前多数研究集中在控制细胞增殖的酪氨酸激酶家族上。

表皮生长因子受体酪氨酸激酶抑制剂

    表皮生长因子受体（EGFR）在多数上皮性恶性肿瘤中呈过表达。在部分肺腺癌中，酪氨酸激酶区域的 EGFR 基因突变与否可作为表皮生长因子酪氨酸激酶抑制剂（EGFR-TKI）的疗效预测指标。但 EGFR 在恶性胸膜间皮瘤中的突变情况并不明确，且文献报道不一[2,3]。癌症与白血病 B 组（the Cancer and Leukemia Group B，CALGB）进行了一项关于吉非替尼的 Ⅱ 期临床研究，该研究入组 43 例既往未接受过治疗的弥漫性恶性间皮瘤患者，予口服 EGFR-TKI（吉非替尼）治疗[4]。结果显示，仅 2 例（4%）患者影像学检查上出现病灶缩小，患者中位生存期仅 6.8 个月。尽管几乎所有患者均存在 EGFR 过表达，但吉非替尼在弥漫性恶性间皮瘤患者中并未获得令人满意的疗效。另有一项类似的 Ⅱ 期临床研究，该研究给既往未经治疗的弥漫性恶性间皮瘤患者口服厄洛替尼，结果与上述研究相似。虽然入组 33 例患者中有75% 的患者肿瘤组织中存在 EGFR 高表达，但所有可评价病灶患者病灶未得到有效控制，中位生存期仅为 10 个月[5]。

由此可见,虽然弥漫性恶性胸膜间皮瘤患者存在 EGFR 高表达,但这类患者并不适合单用 EGFR-TKI。ERK 和磷脂酰肌醇 3-激酶/Akt(PI3K)/AKT)下游通路激活可能是 EGFR-TKI 耐药机制之一。

血小板衍化生长因子受体抑制剂

既往研究发现,弥漫性恶性间皮瘤细胞系中存在血小板衍化生长因子受体(platelet-derived growth factor receptor,PDGFR)表达[6]。伊马替尼是一种 PDGFR 酪氨酸激酶选择性抑制剂之一,但到目前为止,伊马替尼并未在弥漫性恶性间皮瘤临床治疗中发挥作用[7,8]。实验室研究显示,伊马替尼与化疗联用具有协同作用,目前相关临床试验正在进行中[9,10]。

血管内皮生长因子

在血管生成诸多因素中,VEGF 是目前已知作用最强、最主要的促血管生成因子。VEGF 在多数弥漫性恶性间皮瘤中呈过表达[11,12]。另外,弥漫性恶性间皮瘤中 VEGF 水平明显高于其他实体瘤[13]。因此探究 VEGF 是否能成为弥漫性恶性间皮瘤潜在的治疗靶点是切实可行的。目前有大量抗血管生成药物进入弥漫性恶性间皮瘤临床试验中,但 II 临床研究结果显示,单用该类药物疗效并不尽如人意。CALGB 进行了一项关于 PDGFR 和 VEGFR 抑制剂伐他拉尼(vatalanib)应用于既往未接受治疗的晚期弥漫性恶性胸膜间皮瘤患者的 II 期临床试验。该研究入组 47 例患者,中位年龄为 75 岁,其中 77% 为上皮样型弥漫性恶性胸膜间皮瘤,10% 为肉瘤样型,9% 为混合型。结果显示,患者中位总生存期为 10 个月,中位无疾病进展生存期仅 4.1 个月,3 个月无疾病进展生存率仅为 55%。VEGF 水平与疗效、无疾病进展生存期和总生存期之间不存在相关性。作者所得结论为伐他拉尼对弥漫性恶性间皮瘤的治疗无效[14]。

吉西他滨联合顺铂对弥漫性恶性间皮瘤的治疗具有较好的疗效。Kindler 及其同事针对吉西他滨+顺铂联合抗 VEGF 贝伐单抗进行了一项随机、双盲、多中心 II 期临床研究。该研究入组 108 例既往未行手术切除及其他治疗的弥漫性恶性间皮瘤患者。结果显示,贝伐单抗组和对照组中位无疾病进展生存期分别为 6.9 个月和 6.0 个月($P=0.88$),中位总生存时间分别为 15.6 个月和 14.7 个月。两组部分缓解率相似。进一步分析发现,两组均存在治疗前血清 VEGF 水平越高,其对应的无进展生存期和总生存期越短的现象。由此可知,对于弥漫性恶性间皮瘤而言,在标准的吉西他滨联合顺铂治疗同时加用贝伐单抗并不能显著改善无疾病进展生存期或总生存期[15]。

Dutch 的一项研究对已确诊的 40 例弥漫性恶性间皮瘤患者给予持续口服沙利

度胺(剂量由 $100mg/m^2$ 逐渐增加至 $200mg/m^2$，或至最大剂量 $400mg/m^2$)直至病情进展或出现无法耐受毒性反应为止[16]。该研究界定若患者>6个月未出现疾病进展则可认为有效。研究所入组的患者均有评价指标，其中 20 例在入组前接受过其他治疗。结果显示，11 例患者(27.5%)病情稳定持续 6 个月以上，中位生存时间达 230 天。多数患者沙利度胺维持治疗剂量为 $200mg/m^2$ 时，其毒副反应轻微。

Karrison 等针对吉西他滨加顺铂联合抗 VEGF 贝伐单抗与吉西他滨加顺铂进行一项 Ⅱ 期临床研究[15]。该研究入组 108 例既往未接受过治疗的弥漫性恶性间皮瘤患者。结果显示，试验组与对照组在无疾病进展生存期和中位生存时间上无明显差异。虽然结果不尽如人意，但对试验组的进一步研究发现，VEGF 水平低患者使用贝伐单抗后无疾病进展生存期和中位生存时间明显延长，提示弥漫性恶性间皮瘤分型可能对患者个体化治疗选择具有重要意义。

PI3K/AKT 通路(mTOR 通路)

PI3K/AKT 通路又名哺乳动物西罗莫司靶蛋白(mammalian target of rapamycin, mTOR)通路，可通过调节细胞生存和降低化疗敏感性来增强肿瘤侵袭性。研究发现，在人弥漫性恶性间皮瘤和间皮瘤细胞裸鼠移植瘤组织标本中可观察到磷酸 AKT 染色呈阳性[17]。

当肿瘤细胞呈三维结构生长时可产生抗凋亡作用，类似于其他实体瘤的化疗耐药。有研究发现，当弥漫性恶性间皮瘤细胞系呈多细胞球体生长时，其可对多种凋亡刺激发生抵抗。研究发现，PI3K/AKT 信号通路抑制剂，尤其是西罗莫司，能够对抗这些多细胞球体的获得性耐药[18]，提示了 mTOR 在弥漫性恶性间皮瘤治疗上具有重要作用。在不久的将来，PI3K/AKT 通路可能为弥漫性恶性间皮瘤的治疗提供一个新的治疗靶点。

组蛋白去乙酰基酶抑制剂

越来越多的研究显示，通过染色质浓缩和解聚进行抑癌基因的表观遗传调节在肿瘤形成中起重要作用[19]。组蛋白乙酰转移酶和组蛋白去乙酰基酶参与这一过程调控。组蛋白去乙酰基酶可加快染色质浓缩，引起基因转录减慢，进而导致抑癌基因杂合性缺失。对这一过程及非组蛋白脱乙酰基的抑制都可促进细胞凋亡，阻碍细胞周期进程和抑制血管生成。组蛋白去乙酰酶抑制剂可抑制组蛋白去乙酰化及其他调节细胞周期进程和基因表达的蛋白表达。弥漫性恶性间皮瘤细胞可表达抗凋亡蛋白 bcl-xl，提示 bcl-xl 基因表达为一潜在的治疗靶点。在弥漫性恶性间皮瘤细胞中，组蛋白去乙酰酶抑制剂可通过下调 bcl-xl 基因及蛋白表达诱导细胞凋亡[20]。临床前研究发现，组蛋白去乙酰酶抑制剂在弥漫性恶性间皮瘤细胞系和裸鼠模型中均具有诱导肿瘤细胞凋亡的作用,且组蛋白去乙酰酶抑制剂丙戊酸钠与培美曲塞和顺铂联用时具有协同作用[21]。在临床前研究之后涌现出大量关于胸膜弥漫性恶性间皮瘤患者的早期临床研究[21]。一项关于组蛋白去乙酰酶抑制剂伏立诺他(suberoylanilide hydroxamic acid)的 I 期临床试验显示,入组 13 例既往接受过化疗的弥漫性恶性间皮瘤患者中有 2 例达到部分缓解[22]。紧随其后的是一项关于组蛋白去乙酰酶抑制剂伏立诺他应用于晚期弥漫性恶性胸膜间皮瘤患者的 III 期多中心随机对照临床试验。该试验目前正在进行中,旨在为患者寻找一种新型有效的治疗方案[19]。

蛋白酶体抑制剂

基于硼体佐米对多发性骨髓瘤表现出的强烈抗肿瘤活性,使其成为第 1 个进入弥漫性恶性间皮瘤临床研究的蛋白酶体抑制剂。硼体佐米能特异性地靶向核因子κB(NF-κB),阻断主要生长因子释放,抗血管生成和促进细胞凋亡。在体外培养的人间皮瘤细胞中,硼体佐米若在紫杉醇和顺铂之前给药可以浓度依赖性方式增加化疗药物的细胞毒性[23]。硼体佐米单用或与标准化疗联用可望改善弥漫性恶性间皮瘤患者疗效,目前这两种临床试验仍在进行中。

C-Src 抑制剂

由于非酪氨酸激酶受体 C-Src 可引起肿瘤细胞增殖、活动、侵袭、存活及血管生成等方面变化,可能成为弥漫性恶性间皮瘤有效的治疗靶点。研究发现,弥漫性恶性间皮瘤细胞系表达 C-Src,且在体外实验中对 C-Src 抑制剂 dasatinib 敏感[24]。目前 CALGB 正在进行一项评估 dasatinib 治疗既往接受过化疗的弥漫性恶性间皮瘤患者的 II 期临床试验。

基因治疗

所谓基因治疗是将基因插入个体细胞或组织来治疗疾病。高效基因载体对基因治疗成功与否至关重要。目前已发现多种载体,其中最常见也最有效的当属病毒载体。病毒进入宿主细胞后,通过将所携带的基因整合到宿主基因从而进入细胞周期,接着宿主细胞对病毒所携带的基因进行复制。因此病毒是目前理想的基因治疗载体。简单地说,通过病毒载体将引起疾病的基因片段移除,取而代之的是编码所需功能的正常基因。

基于下列理由,目前认为基因治疗可能成为弥漫性恶性间皮瘤重要治疗手段之一。首先,基因治疗不属于有效的全身治疗方案,而是直接应用于靶组织,这对于并发广泛转移的恶性肿瘤而言其疗效欠佳,而弥漫性恶性间皮瘤甚至到了病程后期病灶还多局限于患侧胸腔。其次,治疗上通过胸壁很容易到达胸膜,而胸膜表面积很大可为基因快速转移提供有利条件。但目前多数有潜在价值的基因治疗方案只限于临床前研究,仅少数进入临床研究。

自杀基因疗法

自杀基因疗法是指给肿瘤细胞植入对某种外源性药物敏感的基因以诱导肿瘤细胞死亡的治疗方法[25]。单纯疱疹病毒-1胸苷激酶(herpes simplex virus-1 thymidine kinase,HSVtk)自杀基因使得肿瘤细胞对用于抗病毒治疗的核苷酸类似物更昔洛韦更为敏感。在HSVtk转染的细胞中,更昔洛韦代谢形成更昔洛韦-5′-三磷酸盐,从而抑制病毒DNA复制[26]。

Sterman等[27]进行一项Ⅰ期临床试验,以评价腺病毒(ad)-介导的胸膜内HSVtk/更昔洛韦基因治疗的安全性。该试验入组21例既往未接受过治疗的弥漫性恶性间皮瘤患者,结果显示,在更昔洛韦全身应用2周后,在患者的胸膜腔内可检测到含HSVtk基因且复制不完全的重组腺病毒载体。该试验未达到限制性毒性剂量且所有患者均能很好耐受。所评价的20例患者中有11例显示不同浓度的HSVtk基因转染。

在长时间的随访过程中,部分病例可观察到抗肿瘤抗体和抗腺病毒免疫反应。其中2例长期存活者还出现了一些临床反应[28]。作者认为,即使可观察到的基因转染有限,但ad. HSVtk基因治疗依然是有效的,因为它能诱导抗肿瘤免疫反应——"旁观者效应"。由于不可能将基因转染至每一个肿瘤细胞,因此已逐步认识到"旁观者效应"是杀灭肿瘤细胞的一个重要方面。所谓"旁观者效应"是指通过复杂机制,如诱导继发免疫反应等,间接清除未转染的邻近肿瘤细胞[29]。基于此,通过细胞因子等将免疫反应效果放大可能增加自杀基因疗法的效果。

细胞因子基因治疗

肿瘤细胞可分泌大量前炎症因子,如白细胞介素-2(IL-2)、干扰素(IFN)和肿瘤坏死因子(TNF)等,刺激免疫系统激发有效的抗肿瘤反应,这一过程无需靶特异性抗原[30]。全身应用细胞因子常引起明显的毒副反应,而细胞因子基因疗法更趋于产生高浓度局部细胞因子,其毒副作用更小。Sterman等认为杀灭肿瘤细胞主要依靠继发抗肿瘤免疫反应产生的"旁观者效应",这也促使他们研发一种新的能直接诱导肿瘤细胞死亡的载体,如ad. HSVtk/GCV,并通过免疫刺激性细胞因子的分泌增强抗肿瘤免疫反应。

目前诸多临床前研究已成功构建表达鼠IFN-β腺病毒载体,这为Ⅰ期临床研究提供了重要帮助。有Ⅰ期临床研究对 7 例弥漫性恶性胸膜间皮瘤和 3 例转移性胸腔积液患者使用腺病毒载体（ad. huIFN-β）进行单次胸膜内 IFN-β 基因转染[31]。结果显示，该疗法耐受性良好，10 例患者中有 7 例基因转染成功，体内出现抗肿瘤免疫反应。在载体进入体内第 60 天行 18F PET-CT 扫描，结果显示 4 例患者病情稳定或好转。

结语

目前基因治疗尚未成为弥漫性恶性间皮瘤备选治疗手段之一。虽然Ⅰ期临床研究结果振奋人心，不仅提示患者对基因治疗耐受良好，而且可能使患者获益，但由于基因转染只能作用于一小部分肿瘤细胞，研究者将研究重点放在如何最大限度发挥"旁观者效应"（间接杀死肿瘤细胞）上。进一步的临床试验可能会将基因治疗同传统治疗，如化疗及减瘤手术等联合应用，以期达到减小肿瘤负荷的目的。

（黄倩 译，余英豪 校）

参考文献

1. Cagle PT, Allen TC. Pathology of the pleura: what the pulmonologists need to know. *Respirology* 2011;16:430–438.
2. Okuda K, Sasaki H, Kawano O, et al. Epidermal growth factor receptor gene mutation, amplification and protein expression in malignant pleural mesothelioma. *J Cancer Res Clin Oncol* 2008;134:1105–1111.
3. Destro A, Ceresoli GL, Falleni M, et al. EGFR overexpression in malignant pleural mesothelioma. An immunohistochemical and molecular study with clinico-pathological correlations. *Lung Cancer* 2006;51:207–215.
4. Govindan R, Kratzke RA, Herndon JE II, et al. Gefitinib in patients with malignant mesothelioma: a phase II study by the Cancer and Leukemia Group B. *Clin Cancer Res* 2005;11:2300–2304.
5. Garland LL, Rankin C, Gandara DR, et al. Phase II study of erlotinib in patients with malignant pleural mesothelioma: a Southwest Oncology Group Study. *J Clin Oncol* 2007;25:2406–2413.
6. Langerak AW, De Laat PA, Van Der Linden-Van Beurden CA, et al. Expression of platelet-derived growth factor (PDGF) and PDGF receptors in human malignant mesothelioma in vitro and in vivo. *J Pathol* 1996;178:151–160.
7. Porta C, Mutti L, Tassi G. Negative results of an Italian Group for Mesothelioma (G.I.Me.) pilot study of single-agent imatinib mesylate in malignant pleural mesothelioma. *Cancer Chemother Pharmacol* 2007;59:149–150.
8. Mathy A, Baas P, Dalesio O, et al. Limited efficacy of imatinib mesylate in malignant mesothelioma: a phase II trial. *Lung Cancer* 2005;50:83–86.
9. Bertino P, Porta C, Barbone D, et al. Preliminary data suggestive of a novel translational approach to mesothelioma treatment: imatinib mesylate with gemcitabine or pemetrexed. *Thorax* 2007;62:690–695.

10. Bertino P, Piccardi F, Porta C, et al. Imatinib mesylate enhances therapeutic effects of gemcitabine in human malignant mesothelioma xenografts. *Clin Cancer Res* 2008;14:541–548.

11. Strizzi L, Catalano A, Vianale G, et al. Vascular endothelial growth factor is an autocrine growth factor in human malignant mesothelioma. *J Pathol* 2001;193:468–475.

12. Aoe K, Hiraki A, Tanaka T, et al. Expression of vascular endothelial growth factor in malignant mesothelioma. *Anticancer Res* 2006;26:4833–4836.

13. Linder C, Linder S, Munck-Wikland E, et al. Independent expression of serum vascular endothelial growth factor (VEGF) and basic fibroblast growth factor (bFGF) in patients with carcinoma and sarcoma. *Anticancer Res* 1998;18:2063–2068.

14. Jahan T, Gu L, Kratzke R, et al. Vatalanib in malignant mesothelioma: a phase II trial by the Cancer and Leukemia Group B (CALGB 30107). *Lung Cancer* 2012;76:393–396.

15. Kindler HL, Karrison TG, Gandara DR, et al. Multicenter, double-blind, placebo-controlled, randomized phase II trial of gemcitabine/cisplatin plus bevacizumab or placebo in patients with malignant mesothelioma. *J Clin Oncol* 2012;30:2509–2515.

16. Baas P, Boogerd W, Dalesio O, et al. Thalidomide in patients with malignant pleural mesothelioma. *Lung Cancer* 2005;48:291–296.

17. Altomare DA, You H, Xiao GH, et al. Human and mouse mesotheliomas exhibit elevated AKT/PKB activity, which can be targeted pharmacologically to inhibit tumor cell growth. *Oncogene* 2005;24:6080–6089.

18. Barbone D, Yang TM, Morgan JR, et al. Mammalian target of rapamycin contributes to the acquired apoptotic resistance of human mesothelioma multicellular spheroids. *J Biol Chem* 2008;283:13021–13030.

19. Paik PK, Krug LM. Histone deacetylase inhibitors in malignant pleural mesothelioma: preclinical rationale and clinical trials. *J Thorac Oncol* 2010;5:275–279.

20. Cao XX, Mohuiddin I, Ece F, et al. Histone deacetylase inhibitor downregulation of bcl-xl gene expression leads to apoptotic cell death in mesothelioma. *Am J Respir Cell Mol Biol* 2001;25:562–568.

21. Vandermeers F, Hubert P, Delvenne P, et al. Valproate, in combination with pemetrexed and cisplatin, provides additional efficacy to the treatment of malignant mesothelioma. *Clin Cancer Res* 2009;15:2818–2828.

22. Krug LM, Curley T, Schwartz L, et al. Potential role of histone deacetylase inhibitors in mesothelioma: clinical experience with suberoylanilide hydroxamic acid. *Clin Lung Cancer* 2006;7:257–261.

23. Gordon GJ, Mani M, Maulik G, et al. Preclinical studies of the proteasome inhibitor bortezomib in malignant pleural mesothelioma. *Cancer Chemother Pharmacol* 2008;61:549–558.

24. Tsao AS, He D, Saigal B, et al. Inhibition of c-Src expression and activation in malignant pleural mesothelioma tissues leads to apoptosis, cell cycle arrest, and decreased migration and invasion. *Mol Cancer Ther* 2007;6:1962–1972.

25. Tiberghien P. Use of suicide genes in gene therapy. *J Leuko Biol* 1994;56:203–209.

26. Matthews T, Boehme R. Antiviral activity and mechanism of action of ganciclovir. *Rev Infect Dis* 1988;10(suppl 3):S490–S494.

27. Sterman DH, Treat J, Litzky LA, et al. Adenovirus-mediated herpes simplex virus thymidine kinase/ganciclovir gene therapy in patients with localized malignancy: results of a phase I clinical trial in malignant mesothelioma. *Hum Gene Ther* 1998;9:1083–1092.

28. Sterman DH, Recio A, Vachani A, et al. Long-term follow-up of patients with malignant pleural mesothelioma receiving high-dose adenovirus herpes simplex thymidine kinase/ganciclovir suicide gene therapy. *Clin Cancer Res* 2005;11:7444–7453.

29. Pope IM, Poston GJ, Kinsella AR. The role of the bystander effect in suicide gene therapy. *Eur J Cancer* 1997;33:1005–1016.

30. Vachani A, Moon E, Wakeam E, et al. Gene therapy for mesothelioma and lung cancer. *Am J Respir Cell Mol Biol* 2010;42:385–393.

31. Sterman DH, Recio A, Carroll RG, et al. A phase I clinical trial of single-dose intrapleural IFN-beta gene transfer for malignant pleural mesothelioma and metastatic pleural effusions: high rate of antitumor immune responses. *Clin Cancer Res* 2007;13:4456–4466.

第17章 免疫治疗

▶ Jason Lester

  基于不同肿瘤在动物模型或临床试验中所出现的肿瘤特异性免疫反应程度不同,可将肿瘤分为强免疫原性和弱免疫原性。间皮瘤属于强免疫原性,肾癌紧随其后,不过目前关于弥漫性恶性间皮瘤激发免疫反应的能力尚未明确。一般来说,间皮瘤组织中 CD8$^+$ T 细胞浸润数量越多,发生淋巴结转移几率越小,无疾病进展生存期越长[1]。这也就间接提示了弥漫性恶性间皮瘤以免疫系统为靶点。虽然浸润在肿瘤组织中的 T 细胞无法清除肿瘤,但已有充分证据证实肿瘤浸润性淋巴细胞(TIL)能通过体外调控转变为活跃的效应细胞。一项关于间皮瘤的临床试验显示,将体外培养的 TIL 回输到淋巴功能丧失(经过 8Gy 全身照射)且为多药耐药的晚期间皮瘤患者体内后客观有效率提高 50% 以上,部分患者还达到完全缓解[2]。这为自身免疫系统能清除肿瘤提供强有力依据。但由于要进行个体化 T 细胞培养,且鉴于 T 细胞培养的复杂性,使这种免疫治疗无法成为主流治疗手段应用于所有患者中。尽管如此,要让一种免疫疗法应用于弥漫性恶性间皮瘤必须满足以下条件:①自发性恢复与免疫指标改善基本无关[3];②弥漫性恶性间皮瘤动物模型对免疫治疗有效;③早期临床试验显示抗肿瘤免疫反应增强,甚至部分病例治疗取得成功。以下针对后 2 个条件进行详细阐述。随着对弥漫性恶性间皮瘤免疫行为的了解增多,在标准治疗同时辅以免疫治疗有望在不久的将来成为对付弥漫性恶性间皮瘤的重要武器之一。

弥漫性恶性间皮瘤的肿瘤相关抗原

  除了病毒抗原外,靶向免疫治疗应以只在肿瘤细胞中复制、表达的抗原为研究对象,而不在正常细胞中表达或在肿瘤细胞中过表达的抗原。以下介绍几种弥漫性恶性间皮瘤相关抗原:间皮素(mesothelin)、MUC-1、WT-1、survivin 和 5T4。

mesothelin

mesothelin 是一种分化抗原,在胸膜、心包和腹膜的正常间皮细胞中呈低表达,但在弥漫性恶性间皮瘤、胰腺癌及 50%～70% 的卵巢癌和肺癌中呈高表达。间皮素基因编码 71kDa 前体蛋白,该蛋白可被分解为 31kDa 和 40kDa 的片段,前者被称为巨核细胞增强因子,并可释放入血;后者即间皮素,依附于细胞膜上,细胞结合间皮素后也可释放入血。目前检测可溶性间皮素相关蛋白,已成为间皮瘤的专项检验(ME-SOMARK),有望应用于间皮瘤的诊断[4]。mesothelin 在胸膜上皮样型弥漫性恶性间皮瘤中呈高表达,但在肉瘤样型中不表达。mesothelin 的正常功能目前尚未明确,但研究发现肿瘤相关 mesothelin 可与卵巢癌标志物 CA125(MUC16)联合应用,这有助于卵巢癌腹膜内转移的判断。约 40% 表达间皮素的肿瘤患者体内可检出抗间皮素抗体,这表明间皮素不仅参与抗肿瘤免疫反应,而且可为研发间皮素抗肿瘤疫苗提供依据[5]。早期临床实验的一些靶向间皮素制剂,如 SS1P 和 MORAb-009,也具有抗肿瘤免疫效应。另外,靶向 CD8+ 细胞毒性 T 细胞的 T 细胞抗原亦有对抗表达间皮素肿瘤的作用[6-7]。

SS1P 是由抗间皮素抗体和细菌(铜绿假单胞菌)毒素重组而成的免疫毒素,可通过阻断细胞内蛋白质合成和处理介导细胞杀伤。弥漫性恶性间皮瘤、卵巢癌和胰腺癌患者的 I 期临床研究显示,以连续输注＞10 天来延长药物半衰期,增加体内药物浓度,其效果优于 6 剂方案。临床反应包括部分缓解,胸腔积液消退,生活质量得到改善等。关于 SS1P 联合化疗的进一步临床试验正在进行中[8]。

MORAb-009 是与间皮素有高亲和力的鼠源化/人源化抗体,由北美 Eisai 公司的下属 Morphotek 公司生产。鼠源化抗体序列含有间皮素识别区,可与人 IgG1 区和 Kappa 区结合。这种结构降低了抗体免疫源性,有利于重复给药。在体外试验中,抗体可通过抗体依赖性细胞毒性杀灭表达间皮素的肿瘤细胞。MORAb-009 通过以下两种机制发挥药理作用:①通过阻断间皮素与靶点结合而发挥作用;②通过特异性杀灭与 MORAb-009 结合的细胞,从而激活免疫系统攻击肿瘤。该抗体的 I 期毒性研究显示其在弥漫性恶性间皮瘤、卵巢癌和胰腺癌中未发现剂量限制性毒性,且其中 1 例胰腺癌患者显示有临床疗效[9]。

MUC-1

MUC-1 也是一种存在于弥漫性恶性间皮瘤细胞中的上皮膜抗原,其在正常细胞中呈显著糖基化,但在弥漫性恶性间皮瘤细胞中呈交替性剪接或与正常细胞不同形式的糖基化[10]。在弥漫性恶性间皮瘤中 MUC-1 基因的全长表达为正常细胞中的 30 倍以上[10]。由此可推测,目前进入卵巢癌、乳腺癌、肺癌临床试验的靶向 MUC-1

治疗同样有望让弥漫性恶性间皮瘤患者获益。

WT-1

Wilms 肿瘤-1 蛋白（Wilms tumor 1 protein，WT-1）是表达于胚胎形成时期中胚层组织的一种转录因子，WT-1 表达仅限于正常组织中，但在上皮样型弥漫性恶性间皮瘤[11]和部分实体瘤，如肺癌、乳腺癌、卵巢癌和前列腺癌中呈过表达。在弥漫性恶性间皮瘤细胞体外试验中，WT-1 可作为模拟肽生成 CD4[+] 和 CD8[+] T 细胞的识别因子[12]。

survivin

存活素（survivin）是一种抗凋亡蛋白，主要通过靶向 caspase-8 阻断线粒体依赖性细胞凋亡途径。在正常组织中，survivin 在有丝分裂、微管稳定和胚胎发育调控上起重要作用。一般来说，正常及终末分化的人类细胞不表达 survivin，但在多数实体瘤中 survivin 呈高表达。在弥漫性恶性间皮瘤中 survivin 的 mRNA 和蛋白水平显著升高[13,14]。研究发现，若弥漫性恶性间皮瘤中 survivin 表达水平不断增高，通常提示存在凋亡缺陷和化疗抵抗。由于 survivin 表达下调会严重损害肿瘤细胞的生存能力，因此 survivin 可作为肿瘤免疫治疗潜在靶点之一。抗 survivin 临床试验应将弥漫性恶性间皮瘤患者纳入研究对象。

5T4

5T4 是一种表达于细胞表面的癌胚糖蛋白，其在正常组织中不表达，但在多数恶性肿瘤，如睾丸、乳腺和结肠癌等中呈高表达[15]。5T4 表达能诱发多种细胞动力性变化，主要是引起肿瘤转移播散。在胃癌和结直肠癌中，5T4 表达提示预后不良。5T4 表达谱和预后价值使之可能成为理想的肿瘤相关抗原（TAA）[16,17]。Al-Taie 最近研究发现，5T4 在上皮样和肉瘤样型弥漫性恶性间皮瘤中均有表达[18]。该研究还发现，在弥漫性恶性间皮瘤患者血液和胸腔积液中均可检测到 5T4 特异性 T 细胞反应。目前 5T4 已被作为肿瘤免疫治疗靶点，基于抗体靶向治疗的研究和肿瘤疫苗（TroVax）的研制正在进行中[19]。

联合免疫化疗

目前学者对晚期巨大恶性肿瘤单用免疫治疗的观点持否定态度。未来的治疗不仅要设法促发抗肿瘤免疫效应，同时也要通过缩小肿瘤负荷，消除与肿瘤相关的免疫抑制效应来维持疗效。要达到这一目的,首先应该将免疫治疗与标准的化疗(培美曲塞＋顺铂)联合应用,因为化疗可使部分弥漫性恶性间皮瘤患者病灶缩小。但化疗对免疫治疗的影响尚缺乏相关报道。研究发现,在卵巢癌患者中,细胞毒性反应同肿瘤负荷呈负相关,而与化疗给药无关[20]。虽然未对培美曲塞等进行类似试验,但化疗激发有益的免疫效应(杀死肿瘤细胞,使肿瘤细胞对免疫打击敏感,消除免疫抑制作用)似乎超过效应免疫细胞的直接作用[21]。另外,某些类型的化疗药物通过抗原提呈细胞传递给 CD8[+] 抗肿瘤 T 细胞促进抗原交叉反应,从而在化疗期间产生"自体免疫"效应[22]。目前关于间皮素的免疫化疗方案正在制订和验证中。

MORAb-009

一项关于 MORAb-009 治疗弥漫性恶性间皮瘤的开放性临床试验正在招募受试者。入组患者在接受标准化疗同时,在每 3 周为 1 个周期中的第 1 周和第 2 周接受 MORAb-009 治疗直至病情进展。而培美曲塞和顺铂仅在每个周期的第 1 周使用,共使用 6~12 个周期。该项临床试验拟招募 16 名患者(NCT00923455)。

Ⅰ型 IFN 基因治疗

一项 Ⅰ 期临床试验对 IFN-β 腺病毒载体(ad. IFN)基因局部治疗(经胸膜导管)的疗效进行评估。结果显示,患者使用 1 次或 2 次后体内即出现抗肿瘤免疫反应和客观临床反应,如病灶部分缓解或稳定[23,24]。基于实验室模型中观察到的协同效应,宾夕法尼亚州的 Sterman 研究小组拟进行一项将 Ad. IFN 与化疗联合应用于弥漫性恶性间皮瘤患者的临床试验[25]。

TroVax

TroVax 是一种由牛津生物医学研究所生产的肿瘤疫苗,为安哥拉种减毒牛痘病毒疫苗,能表达人 5T4。基于间皮瘤细胞存在 5T4 过表达这一现象[18],目前正在开展关于弥漫性恶性间皮瘤患者培美曲塞联合顺铂治疗的 Ⅰ 期临床研究。

环磷酰胺治疗清除调节 T 细胞

肿瘤微环境多伴有调节 T 细胞增多,这限制了效应 T 细胞的应答功能。研究显示,在清除了间皮瘤小鼠模型中的调节 T 细胞后,吉西他滨联合非特异性免疫治疗的疗效得到显著提高[26]。该临床前研究还发现,在弥漫性恶性间皮瘤动物模型中环磷酰胺具有抑制调节性 T 细胞功能的作用[26]。目前,澳大利亚国家石棉相关疾病研究中心拟发起关于标准化疗联合环磷酰胺治疗恶性间皮瘤的 I 期临床试验[21]。

（黄倩 译，余英豪 校）

参考文献

1. Anraku M, Cunningham KS, Yun Z, et al. Impact of tumor-infiltrating T cells on survival in patients with malignant pleural mesothelioma. *J Thorac Cardiovasc Surg* 2008;135:823–829.
2. Rosenberg SA, Restifo NP, Yang JC, et al. Adoptive cell transfer: a clinical path to effective cancer immunotherapy. *Nat Rev Cancer* 2008;8:299–308.
3. Robinson B, Robinson C, Lake R. Localised spontaneous regression in mesothelioma—possible immunological mechanism. *Lung Cancer* 2001;32:197–201.
4. Beyer H, Geschwindt R, Glover C, et al. MESOMARK: a potential test for malignant pleural mesothelioma. *Clin Chem* 2007;53:666–672.
5. Hassan R, Ho M. Mesothelin targeted cancer immunotherapy. *Eur J Cancer* 2008;44:46–53.
6. Yokokawa J, Palena C, Arlen P, et al. Identification of novel human CTL epitopes and their agonist epitopes of mesothelin. *Clin Cancer Res* 2005;11:6342–6351.
7. Thomas AM, Santarsiero LM, Lutz ER, et al. Mesothelin-specific CD8(+) T cell responses provide evidence of in vivo cross-priming by antigen-presenting cells in vaccinated pancreatic cancer patients. *J Exp Med* 2004;200:297–306.
8. Kreitman R, Hassan R, Fitzgerald D, et al. Phase I trial of continuous infusion anti-mesothelin recombinant immunotoxin SS1P. *Clin Cancer Res* 2009;15:5274–5279.
9. Armstrong D, Laheru D, Ma W, et al. A phase 1 study of MORAb-009, a monoclonal antibody against mesothelin in pancreatic cancer, mesothelioma and ovarian adenocarcinoma. *J Clin Oncol, 2007 ASCO Annual Meeting Proceedings Part I* 2007;25 No.:14041.
10. Creaney J, Segal A, Sterrett G, et al. Overexpression and altered glycosylation of MUC1 in malignant mesothelioma. *Br J Cancer* 2008;98:1562–1569.
11. Hecht J, Lee B, Pinkus J, et al. The value of Wilms tumor susceptibility gene 1 in cytologic preparations as a marker for malignant mesothelioma. *Cancer* 2002;96:105–109.
12. May R, Dao T, Pinilla-Ibarz J, et al. Peptide epitopes from the Wilms' tumor 1 oncoprotein stimulate CD4+ and CD8+ T cells that recognize and kill human malignant mesothelioma tumor cells. *Clin Cancer Res* 2007;13:4547–4555.
13. Falleni M, Pellegrini C, Marchetti A, et al. Quantitative evaluation of the apoptosis regulating genes Survivin, Bcl-2 and Bax in inflammatory and malignant pleural lesions. *Lung Cancer* 2005;48:211–216.
14. Zaffaroni N, Costa A, Pennati M, et al. Survivin is highly expressed and promotes cell survival in malignant peritoneal mesothelioma. *Cell Oncol* 2007;29:453–466.
15. Hole N, Stern P. A 72 kD trophoblast glycoprotein defined by a monoclonal antibody. *Br J Cancer* 1988;57:239–246.
16. Amato R. 5T4-modified vaccinia Ankara: progress in tumor-associated antigen-based immunotherapy. *Expert Opin Biol Ther* 2010;10:281–287.
17. Amato R. 5T4-modified vaccinia ankara: progress in tumor-associated antigen-based immunotherapy. *Expert Opin Biol Ther* 2007;7:1463–1469.
18. Al-Taei S, Salimu J, Lester JF, et al. Overexpression and potential targeting of the oncofoetal antigen 5T4 in malignant pleural mesothelioma. *Lung Cancer* 2012;77:312–318.
19. Elkord E, Shablak A, Stern P, et al. 5T4 as a target for immunotherapy in renal cell carcinoma. *Expert Rev Anticancer Ther* 2009;9:1705–1709.

20. Coleman S, Clayton A, Mason MD, et al. Recovery of CD8+ T-cell function during systemic chemotherapy in advanced ovarian cancer. *Cancer Res* 2005;65:7000–7006.
21. McCoy M, Nowak A, Lake R. Chemoimmunotherapy: an emerging strategy for the treatment of malignant mesothelioma. *Tissue Antigens* 2009;74:1–10.
22. Obeid M, Tesniere A, Ghiringhelli F, et al. Calreticulin exposure dictates the immunogenicity of cancer cell death. *Nat Med* 2007;13:54–61.
23. Sterman D, Recio A, Carroll R, et al. A phase I clinical trial of single-dose intrapleural IFN-beta gene transfer for malignant pleural mesothelioma and metastatic pleural effusions: high rate of antitumor immune responses. *Clin Cancer Res* 2007;13:4456–4466.
24. Sterman D, Recio A, Haas A, et al. A phase I trial of repeated intrapleural adenoviral-mediated interferon-beta gene transfer for mesothelioma and metastatic pleural effusions. *Mol Ther* 2010;18:852–860.
25. Vachani A, Moon E, Wakeam E, et al. Gene therapy for mesothelioma and lung cancer. *Am J Respir Cell Mol Biol* 2010;42:385–393.
26. van der Most R, Currie A, Mahendran S, et al. Tumor eradication after cyclophosphamide depends on concurrent depletion of regulatory T cells: a role for cycling TNFR2 expressing effector-suppressor T cells in limiting effective chemotherapy. *Cancer Immunol Immunother* 2009;58:1219–1228.

第18章 分子诊断

▶ Richard L. Attanoos

由于多数恶性软组织肿瘤存在特异的克隆性染色体异常,因此分子分析技术在软组织肿瘤诊断上起着重要作用。但迄今为止,通过形态学并结合一系列的补充手段(组织化学染色、免疫组织化学染色和电镜检查),均无法使弥漫性恶性间皮瘤诊断准确率达到100%。这就促使研究人员去研究发现弥漫性恶性间皮瘤特异性诊断及预后相关的分子标志物。而且,特异性标志物的发现还可用于癌前状态和石棉相关性间皮瘤的确定。前者对医疗保健监测有潜在的临床价值,后者有潜在的法律价值。本章主要探讨分子诊断在弥漫性恶性间皮瘤鉴别诊断上的作用。而关于弥漫性恶性间皮瘤预后标志物的作用及石棉诱发弥漫性恶性间皮瘤的机制将在其他章节中论述。

弥漫性恶性间皮瘤形态学上与许多类型不同的肿瘤和反应性病变存在相似性,这就决定了弥漫性恶性间皮瘤整个形态学谱需要与许多病变进行鉴别诊断。本章主要就分子技术对日常诊断难点以及对诊断最有帮助的方面进行讨论。

弥漫性恶性间皮瘤

弥漫性恶性间皮瘤的分子生物学研究应用了多项分析技术[1,2]。据报道弥漫性恶性间皮瘤通常都有克隆性染色体组型异常,多数病例存在累及 1、3、6、9、22 号染色体的多种异常改变[3-8]。其中染色体缺失较染色体获得更为常见。无论是上皮样型、双相型、肉瘤样型弥漫性恶性间皮瘤还是胸膜、腹膜的弥漫性恶性间皮瘤均可见到这些分子改变,但弥漫性恶性间皮瘤罕见单细胞基因改变。一般来说,弥漫性恶性间皮瘤中最常见的细胞基因改变是 CDKN2A(p16^{INK4a})和 CDKN2B(p15^{INK4b})位点上的 9p21 缺失。CDKN2A 缺失还提示弥漫性恶性间皮瘤预后差。这些肿瘤抑制基因编码细胞周期依赖型激酶抑制蛋白,从而调节 G_1/S 期视网膜母细胞瘤通路和细胞周期。倘若没有抑制 CDK4 激酶活性,细胞将不受这些细胞周期的调控,并向恶性转化。

比较基因组杂交(CGH)技术侧重于评估染色体 DNA 平衡情况,迄今尚未发现弥漫性恶性间皮瘤特异的染色体异常。虽然目前反复发现一些染色体异常改变,但实验室间结果的差异难免让人们对结果的一致性产生质疑。诸多研究反复发现弥漫性恶性间皮瘤存在以下染色体异常:染色体 4、22 单体;染色体 5、7、20 多体性;1p21-p22、3p21、6q15-q21、9p21-p22 和 22q12 缺失。但所有这些异常对弥漫性恶性间皮瘤均不具有特异性。

杂合性缺失(LOH)研究将可能的肿瘤抑制基因定位在 1p、3p 和 9p 区,表明弥漫性恶性间皮瘤染色体不平衡的复杂性[8]。研究发现,多数弥漫性恶性间皮瘤中存在 CDKN2A 基因纯合子缺失。

采用荧光原位杂交(FISH)方法和着丝粒探针对经福尔马林固定石蜡包埋的胸膜弥漫性恶性间皮瘤标本进行检测,发现弥漫性恶性间皮瘤染色体缺失率并不高,但染色体获得较为常见,尤其是发生在 1、3、6、7、11、17 号染色体上。同样这些异常没有特异性[9]。

根据分子细胞遗传学、FISH、CGH 或其他分析技术研究结果,发现弥漫性恶性间皮瘤组织学亚型(上皮样,肉瘤样或双相型)之间并无密切相关性。细胞遗传学研究已经凸显出弥漫性恶性间皮瘤存在染色体异常的复杂性和异质性,支持弥漫性恶性间皮瘤起因于大量获得性遗传学事件的累积作用,从而导致多种肿瘤抑制基因失活的观点。

弥漫性恶性间皮瘤与肺癌的鉴别

在胸膜标本,经常遇到的问题是上皮样型弥漫性恶性间皮瘤与肺癌,特别是与肺腺癌的鉴别。免疫组织化学是两种肿瘤行之有效的鉴别方法,CGH 同样也是鉴别手段之一。Björkqvist 等[9]发现弥漫性恶性间皮瘤常有 4q、6q 和 14q 缺失,而肺癌中获得要比缺失多见,特别是 1q、5p、6p、7p、8q 的获得。虽然弥漫性恶性间皮瘤和非小细胞肺癌在获得和缺失上存在明显差异性,但许多作者认为,不能以 CGH 结果作为鉴别这两种肿瘤行之有效的方法[10-12]。

弥漫性恶性间皮瘤中 3p 缺失和重排发生率较高,尤其是 3p21。但研究发现其他肿瘤也存在 3p 缺失,如非小细胞肺癌和小细胞肺癌、肾细胞癌、乳腺癌、卵巢癌和淋巴瘤等。因此,有研究认为 3p 缺失可能代表多数肿瘤形成的普遍事件。这些肿瘤在许多形态学上与弥漫性恶性间皮瘤相似。

据报道 X、1p、10q、18q 获得与 8q 高水平扩增仅见于腺癌,而 10q 和 18q 缺失仅见于弥漫性恶性间皮瘤。这一结论对诊断具有应用价值,但仍需进一步证实。

有学者对 35 例弥漫性恶性间皮瘤和 21 例转移性肺腺癌组织标本进行凋亡和凋亡调控蛋白检测(bcl-2、mcl-1、bcl-X 及 bax),结果显示,mcl-1、bcl-X 及 bax 在弥漫性恶性间皮瘤、间皮瘤细胞系和非肿瘤性间皮细胞中呈高表达。而 bcl-2 的表达以抑制凋亡为主,与其他肿瘤不同,在 *bcl-2* 阳性的弥漫性恶性间皮瘤中,凋亡水平显著下降[2]。由此可见,在弥漫性恶性间皮瘤与肺癌,尤其是肺腺癌鉴别方面尚缺乏特异性分子标志物以明确区分这些肿瘤。

反应性与肿瘤性间皮增生的鉴别

反应性间皮细胞增生与弥漫性恶性间皮瘤的鉴别是很困难的,特别是穿刺活检小标本。如果浆膜穿刺活检未见明显浸润,那么就不能直接诊断为弥漫性恶性间皮瘤。事实上,目前弥漫性恶性间皮瘤的诊断尚缺乏 100% 特异度和敏感度的细胞形态特征或免疫组织化学标志物。但免疫组织化学标志物可以很容易明确间皮细胞来源。EMA、p53、desmin、GLUT-1、P-糖蛋白和 PDGFR-β 的作用已在其他章节中进行讨论。其中前 4 个标志物应用价值似乎更大,但也存在不足。

分子分析在诊断方面具有潜在应用价值。9p21 位点即周期素依赖型激酶抑制剂 2A/p16 基因(*p16/CDKN2A*)缺失常发生在弥漫性恶性间皮瘤中[13]。有报道称 22%~74% 的弥漫性恶性间皮瘤存在同源性缺失。采用 FISH 方法对石蜡包埋组织进行 *p16/CDKN2A* 缺失检测被认为是临床确定恶性间皮瘤诊断的重要指标之一,尤其是在穿刺标本材料有限,且又缺乏浸润依据的情况下。另外,通过 FISH 进行细胞学标本或组织标本 9p21 位点缺失检测也有报道,提示可作为诊断弥漫性恶性间皮瘤的临床检测指标。Illei 等研究发现,在细胞学确定为恶性的患者标本中 85.7%(6/7)检出同源性 *p16/CDKN2A* 缺失,细胞学为可疑恶性的患者标本中 100%(6/6)检出同源性 *p16/CDKN2A* 缺失,而 19 例细胞学阴性标本中均未检出 *p16/CDKN2A* 缺失[14]。

端粒酶反转录酶可被用于鉴别反应性间皮增生和弥漫性恶性间皮瘤,但有待进一步验证[15]。

弥漫性恶性间皮瘤与滑膜肉瘤的鉴别

越来越多的学者意识到弥漫性恶性间皮瘤和滑膜肉瘤在诊断上易于混淆。滑膜肉瘤是一种侵袭性肿瘤,约 90% 病例发生于年轻人上肢部位,当然身体其他部位也可发生,如心脏、腹壁、纵隔和肺等,以男性多见。滑膜肉瘤还可发生在胸膜、心包膜或腹膜部位。弥漫性恶性间皮瘤可分为上皮样型、双相型或肉瘤样型。同样,滑膜肉瘤也可根据细胞学形态分成诸多亚型,如单相型及双相型,或梭形细胞型、双相型、上皮样型、未分化型等亚型[16]。滑膜肉瘤在形态学上酷似纤维肉瘤、孤立性纤维性肿瘤、平滑肌肉瘤和恶性外周神经鞘瘤。但这些肿瘤中除了孤立性纤维性肿瘤外,均很少发生于浆膜。滑膜肉瘤和弥漫性恶性间皮瘤在形态学上还存在细微差别,如滑膜肉瘤可见血管外皮细胞瘤样细胞分布和钙化,而弥漫性恶性间皮瘤则很少见到这些特征,但这些特征无特异性。

由于目前尚缺乏特异性标志物,免疫组织化学方法对这两种肿瘤的诊断存在局限性。重要的是,间皮瘤标志物 calretinin 在滑膜肉瘤中也可能呈阳性表达,而 CK 和 vimentin 也可呈局灶阳性。但 WT-1(间皮瘤标志物之一,在滑膜肉瘤中不表达)和 bcl-2、CD56 和 CD99(在滑膜肉瘤中呈阳性表达)可能有助于两者的鉴别。

分子诊断可作为滑膜肉瘤诊断必备手段之一。t(x;18)(p11.2;q11.2)特异性易位可引起 18 号染色体上 SSXT 基因(又称 SYT 基因)和相邻的 SSX1 或 SSX2 基因发生融合。该融合产物编码的核蛋白影响基因表达。单相型和双相型性滑膜肉瘤均存在这种易位。一般来说,这种易位存在于>90%的滑膜肉瘤病例中,其中约 30% 为单基因异常。采用新鲜组织的细胞遗传学或多荧光/光谱染色体组型分析(SKY)法,新鲜、固定或石蜡包埋组织的 FISH 方法以及新鲜或石蜡包埋组织的 RT-PCR 方法均可用于 t(x;18)分析[17](图 18-1)。RT-PCR 方法还可进行基因融合产物检测及组织类型与易位的相关性检测。SSXT-SSX1 基因融合多见于双相型滑膜肉瘤,与肿瘤细胞高增殖活性及预后不良相关[18]。而 SSXT-SSX2 基因融合多见于单相型滑膜肉瘤[19]。

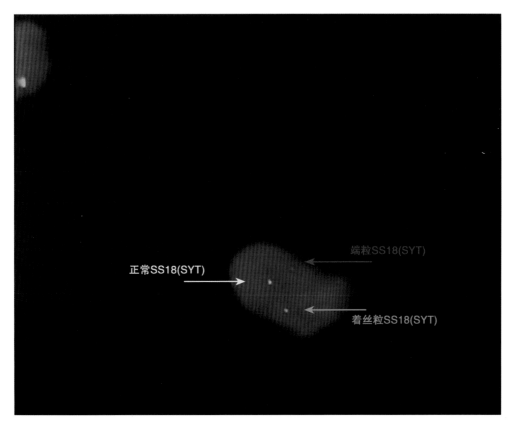

图 18-1　滑膜肉瘤的 FISH 检测:采用商用的基因分离探针证实肿瘤细胞内存在 X:18 易位

弥漫性恶性间皮瘤与促纤维增生性小圆细胞肿瘤的鉴别

促纤维增生性小圆细胞肿瘤(DSRCT)是一种罕见的软组织肿瘤,起源于组织来源未定的间充质干细胞,具有多种形态学和免疫表型特点。Gerald 和 Rosai 首先报道了该肿瘤的病理及临床表现[20,21]。DSRCT 特点为小而低分化的肿瘤细胞散布于大量促纤维增生组织中并呈多向分化。DSRCT 免疫组织化学特点为联合表达上皮性(CK 和 EMA 阳性)和间叶性(vimentin 和 desmin 阳性,而 actin 阴性)抗原,偶尔表达神经性(NSE)抗原[22]。DSRCT 最常见的原发部位为体腔浆膜层,如胸膜、腹膜及睾丸旁区域。DSRCT 与特异性基因 t(11;22)(p13;q12)易位密切相关[23,24]。这种易位使得 22 号染色体上的尤文肉瘤基因 EWS 和 11 号染色体上的 Wilms 肿瘤基因 WT-1 发生融合。

弥漫性恶性间皮瘤与原始神经外胚层肿瘤的鉴别

80%的尤文氏肉瘤和原始神经外胚层肿瘤(PNET)与胸膜肺 Askin 瘤一样存在11 号染色体与 22 号染色体长臂分子之间的特异性 t(11;22)(q24;q12)易位[25]。11号染色体上的 Friend 白血病融合转录子-1(FLI-1)基因是一个转录因子,可与 22 号染色体上的 EWS 癌基因发生融合。有文献报道,其他小圆细胞肿瘤,如嗅神经母细胞瘤、小细胞性骨肉瘤和间叶性软骨肉瘤等也存在同样的易位。因此,弥漫恶性间皮瘤鉴别诊断时需除外上述这些肿瘤。

通过免疫组织化学检测 FLI-1 蛋白已成为小圆细胞肿瘤常用鉴别指标之一。FLI-1 蛋白特异性较 CD99 强,但敏感性不如 CD99。研究发现,多数内皮性肿瘤、Merkel 细胞癌、尤文肉瘤、淋巴母细胞白血病和部分正常淋巴细胞亚群存在 FLI-1核表达。

弥漫性恶性间皮瘤与透明细胞肉瘤(软组织黑色素瘤)的鉴别

已有文献报道过胸膜假间皮瘤样透明细胞肉瘤[26]。采用细胞遗传学分析有助于与其他肿瘤的鉴别。约 75%的透明细胞肉瘤存在 t(12;22)(q13;q12)易位,而皮肤黑色素瘤则不存在这种易位[27]。t(12;22)易位使 12 号染色体上编码转录因子的ATF 基因与 22 号染色体上的 EWS 基因发生融合。采用染色体组型分析或原位杂交技术可对分子易位进行检测,而应用 RT-PCR 可对 ATF-1-EWS 融合产物进行检测。但迄今尚未见弥漫性恶性间皮瘤有该易位的相关报道。

结语

分子诊断在软组织肿瘤和血液系统恶性肿瘤的诊断中发挥着重要作用。不巧的是,弥漫性恶性间皮瘤缺乏特异的染色体改变,显然如果能找到这样的特异性改变则有助于弥漫性恶性间皮瘤诊断,尤其是疑难病例的诊断。目前为止,分子诊断最大的作用是能够对酷似弥漫性恶性间皮瘤的其他肿瘤做出确定诊断,如滑膜肉瘤和DSRCT,这两种肿瘤都可发生于浆膜,不仅形态学上酷似弥漫性恶性间皮瘤,且免疫表型谱亦与弥漫性恶性间皮瘤存在重叠。但与弥漫性恶性间皮瘤不同的是,滑膜肉瘤和 DSRCT 均存在特定的分子易位。运用分子标志物对细胞学或穿刺小标本进行检测以早发现、早诊断弥漫性恶性间皮瘤当属这门技术最有价值的用途了。

(黄倩 译,余英豪 校)

参考文献

1. Lee W-C, Testa JR. Somatic genetic alterations in human malignant mesothelioma (review). *Int J Oncol* 1999;14:181–188.
2. Sandberg AA, Bridge JA. Updates on the cytogenetics and molecular genetics of bone and soft tissue tumors. Mesothelioma. *Cancer Genet Cytogenet* 2001;127:93–110.
3. Gibas Z, Li FP, Antman KH, et al. Chromosome changes in malignant mesothelioma. *Cancer Genet Cytogenet* 1986;20:191–201.
4. Krismann M, Muller KM, Jaworska M, et al. Molecular cytogenetic differences between histological subtypes of malignant mesotheliomas: DNA cytometry and comparative genomic hybridization of 90 cases. *J Pathol* 2002;197:363–371.
5. Bell DW, Jhanwar SC, Testa JR. Multiple regions of allelic loss from chromosome arm 6q in malignant mesothelioma. *Cancer Res* 1997;57:4057–4062.
6. Knuutila S, Tammilehto L, Mattson K. Chromosomal abnormalities in human malignant mesothelioma. In: Jaurand M-C, Bigner J, eds. *The Mesothelial Cell and Mesothelioma*. New York, NY: Marcel Dekker, Inc.; 1994:245–252.
7. Taguchi T, Jhanwar SC, Siegfried JM, et al. Recurrent deletions of specific chromosomal sites in 1p, 3p, 6q, and 9p in human malignant mesothelioma. *Cancer Res* 1993;53:4349–4355.
8. Lee WC, Balsara B, Liu, Z, et al. Loss of heterozygosity analysis defines a critical region in chromosome 1p22 commonly deleted in human malignant mesothelioma. *Cancer Res* 1996;56:4297–4301.
9. Björkqvist A-M, Tammilehto L, Nordling S, et al. Mesothelioma and lung carcinomas. *Cancer Genet Cytogenet* 1997;98:149.
10. Segers K, Ramael M, Singh SK, et al. Detection of numerical chromosomal aberrations in paraffin embedded malignant pleural mesothelioma by non-isotopic *in situ* hybridization. *J Pathol* 1995;175:219–226.
11. Kobashi Y, Matsushima T, Irei T. Clinicopathological analysis of lung cancer resembling malignant pleural mesothelioma. *Respirology* 2005;10:660–665.

12. Shivapurkar N, Virmani AK, Wistuba II, et al. Deletions of chromosome 4 at multiple sites are frequent in malignant mesothelioma and small cell lung carcinoma. *Clin Cancer Res* 1999;5:17–23.

13. Cheng JQ, Jhanwar SC, Klein WM, et al. p16 alterations and deletion mapping of 9p21-p22 in malignant mesothelioma. *Cancer Res* 1994;54:5547–5551.

14. Illei PB, Ladanyi M, Rusch VW, et al. The use of CDKN2A deletion as a diagnostic marker for malignant mesothelioma in body cavity effusions. *Cancer* 2003;99:51–56.

15. Kamaki F, Kawai T, Churg A, et al. Expression of telomerase reverse transcriptase (TERT) in malignant mesothelioma. *Mod Pathol* 2001;14:222A.

16. Fisher C. Synovial sarcoma. *Curr Diagn Pathol* 1994;1:13–18.

17. Turc-Carel C, Dal Cin P, Limon J, et al. Translocation X;18 in synovial sarcoma. *Cancer Genet Cytogenet* 1986;23:93.

18. Inagaki H, Nagasaka T, Otsuka T, et al. Association with SYT—SSX fusion types with proliferative activity and prognosis in synovial sarcoma. *Mod Pathol* 2000;13:482.

19. Kawai A, Woodruff J, Healey JH, et al. SSX—SYT gene fusion as a determinant of morphology and prognosis in synovial sarcoma. *N Engl J Med* 1998;338:153.

20. Gerald WL, Rosai J. Desmoplastic small cell tumor with divergent differentiation. *Pediatr Pathol* 1989;9:177–183.

21. Gerald WL, Ladanyi M, de Alava E, et al. Clinical, pathologic, and molecular spectrum of tumors associated with t(11;22)(p13;q12): desmoplastic small round-cell tumor and its variants. *J Clin Oncol* 1998;16:3028–3036.

22. Ordóñez NG. Desmoplastic small round cell tumor. I: a histopathologic study of 39 cases with emphasis on unusual histological patterns. *Am J Surg Pathol* 1998;22:1303–1313.

23. Gerald WL, Ladanyi M, de Alava E, et al. Desmoplastic small round-cell tumor: a recently recognized tumor type associated with a unique gene fusion. *Adv Anatomic Pathol* 1995;2:341–345.

24. Ladanyi M, Gerald WL. Specificity of the EWS/WT1 gene fusion for desmoplastic small round cell tumour. *J Pathology* 1996;180:462.

25. Turc-Carel C, Aurias A, Mugneret F, et al. Chromosomes in Ewings' sarcoma an evaluation of 85 cases of remarkable consistency of t(11;22)(q24; q12). *Cancer Genet Cytogenet* 1988;32:229.

26. Joshi A, McAndrew N, Birdsall S, et al. Clear cell sarcoma mimicking malignant pleural mesothelioma. *Histopathology* 2008;53:359–361.

27. Bridge JA, Borek DA, Neff JR, et al. Chromosomal abnormalities in clear cell sarcoma: implications for histogenesis. *Am J Clin Pathol* 1990;93:26.

第19章 肿瘤干细胞

▶ Timothy Craig Allen

近十多年来肿瘤干细胞的理论已得到明确接受[1]。肿瘤干细胞最早是从造血系统肿瘤中鉴定出来的,目前关于肿瘤干细胞的研究已经拓展到了多种实体肿瘤中[1-4]。干细胞最为重要的特性是自我更新。肿瘤干细胞是一种数量极少的干细胞亚群,因有无限自我更新的潜能而具备驱动肿瘤形成的能力[1]。现已发现多个细胞膜表面抗原,如 CD9、CD24、CD26、CD44、CD90、CD133、SP、Bmi-1、uPAR 和 ABCG2,为多种实体肿瘤中干细胞的常见标志物[2,3,5-7]。

Cacciotti 等提出了 Akt 活化具有诱导转化干细胞存活的作用,并认为以 Akt 信号通路为靶标的治疗有望解决目前传统治疗耐药的问题[8]。Lau 和 Kane 发现了恶性间皮瘤细胞球能招募干细胞,并且趋化因子 SDF-1 在招募过程中发挥重要作用,为一潜在的治疗靶标[9]。

学界普遍认为肿瘤中存在有肿瘤干细胞,肿瘤干细胞能导致化疗后肿瘤的复发,故而这群细胞在肿瘤治疗抵抗和复发中具有重要作用[6]。Cortes-Dericks 及其团队发现表达于肿瘤干细胞的标志物 CD133、Bmi-1、uPAR 和 ABCG2,同时表达于正常的间皮瘤细胞和胸膜弥漫性恶性间皮瘤细胞系。Bmi-1、uPAR 和 ABCG2 阳性的细胞具有耐受顺铂联合培美曲塞(弥漫性恶性间皮瘤常用化疗方案)治疗的能力。而正常的间皮瘤细胞却没有这种抗化疗的能力。无论是正常细胞还是间皮瘤细胞系来源的 CD133 阳性细胞都具有化疗抵抗能力。肿瘤干细胞可能会给予弥漫性恶性间皮瘤细胞系来源细胞抵抗顺铂联合培美曲塞化疗的能力,但这有望为胸膜弥漫性恶性间皮瘤提供更为集中和有效的化学治疗方案。

Ghani 等发现在肉瘤样型弥漫性恶性间皮瘤细胞系中 CD26 的表达水平与 CD24 相近,并且 CD9 和 CD24 双阳性的细胞较 CD9 和(或)CD24 阴性的细胞具有更强的成球能力[7]。此外,在小鼠的移植瘤模型中,与其他细胞相比,CD9 和 CD24 双阳性细胞趋于形成较大的肿瘤。

最近,Yamazaki 等针对肿瘤干细胞标志物的一项研究发现:CD44 均一表达于所有细胞系,CD24 是多种弥漫性恶性间皮瘤细胞系的主要干细胞标志物,CD26 高表达于多数的弥漫性恶性间皮瘤临床标本,这些与免疫调节及信号转导有关[10]。此外,研究者还发现 CD24 分子与药物抵抗、增殖潜能有关,而 CD26 分子与细胞的不对称分裂及侵袭潜能有关。将来,这些标志物的下游信号通路可能是针对肿瘤干细胞的治疗靶标。肿瘤相关基因,如 IGFBP3 和 IGFBP7 表达水平的上调,被认为是 CD24、CD26 单独或者协同作用的效果。既往有报道 IGFBP7 参与了 ERK 的磷酸化,而 ERK 的磷酸化是石棉暴露相关弥漫性恶性间皮瘤发生过程中极为重要的一步。

CD24、CD26 的差异表达方式取决于弥漫性恶性间皮瘤的细胞亚型,而肿瘤干细胞的特征及 ERK 信号通路活化则取决于肿瘤干细胞标志物表达的情况[10]。这些肿瘤干细胞标志物就是以肿瘤干细胞为靶向的弥漫性恶性间皮瘤治疗策略的潜在靶点。正因如此,其表达方式的相对差异,分别或者联合表达,就显得尤为重要[10]。下一步的研究将进一步阐述肿瘤干细胞在弥漫性恶性间皮瘤诊断、预后判断和治疗中的作用。

(叶显宗 译,余英豪 校)

参考文献

1. Reya T, Morrison SJ, Clarke MF, et al. Stem cells, cancer, and cancer stem cells. *Nature* 2001; 414:105–111.
2. Li C, Heidt DG, Dalerba P, et al. Identification of pancreatic cancer stem cells. *Cancer Res* 2007; 67:1030–1037.
3. Gao MQ, Choi YP, Kang S, et al. CD24+ cells from hierarchically organized ovarian cancer are enriched in cancer stem cells. *Oncogene* 2010;29:2672–2680.
4. Frank NY, Schatton T, Frank MH. The therapeutic promise of the cancer stem cell concept. *J Clin Invest* 2010;120:41–50.
5. Visvader JE, Lindeman GJ. Cancer stem cells in solid tumours: accumulating evidence and unresolved questions. *Nat Rev Cancer* 2008;8:755–768.
6. Cortes-Dericks L, Carboni GL, Schmid RA, et al. Putative cancer stem cells in malignant pleural mesothelioma show resistance to cisplatin and pemetrexed. *Int J Oncol* 2010;37:437–444.
7. Ghani FI, Yamazaki H, Iwata S, et al. Identification of cancer stem cell markers in human malignant mesothelioma cells. *Biochem Biophys Res Commun* 2011;404:735–742.
8. Cacciotti P, Barbone D, Porta C, et al. SV40-dependent AKT activity drives mesothelial cell transformation after asbestos exposure. *Cancer Res* 2005;65:5256–5262.
9. Lau BW, Kane AB. SDF1/CXCL12 is involved in recruitment of stem-like progenitor cells to orthotopic murine malignant mesothelioma spheroids. *Anticancer Res* 2010;30:2153–2160.
10. Yamazaki H, Naito M, Ghani FI, et al. Characterization of cancer stem cell properties of CD24 and CD26-positive human malignant mesothelioma cells. *Biochem Biophys Res Commun* 2012;419: 529–536.

索 引